Sonja Schmitzer | Dr. Karsten C

WARUM BIN ICH SO MÜDE?

Bibliografische Information der Deutschen Nationalbibliothek
Die Deutsche Nationalbibliothek verzeichnet diese Publikation in der Deutschen Nationalbibliografie. Detaillierte bibliografische Daten sind im Internet über http://dnb.de abrufbar.

Für Fragen und Anregungen
info@m-vg.de

Wichtige Hinweise
Dieses Buch ist für Lernzwecke gedacht. Es stellt keinen Ersatz für eine individuelle medizinische Beratung dar und sollte auch nicht als solcher benutzt werden. Wenn Sie medizinischen Rat einholen wollen, konsultieren Sie bitte einen qualifizierten Arzt. Der Verlag und die Autoren haften für keine nachteiligen Auswirkungen, die in einem direkten oder indirekten Zusammenhang mit den Informationen stehen, die in diesem Buch enthalten sind.

Ausschließlich zum Zweck der besseren Lesbarkeit wurde auf eine genderspezifische Schreibweise sowie eine Mehrfachbezeichnung verzichtet. Alle personenbezogenen Bezeichnungen sind somit geschlechtsneutral zu verstehen.

Originalausgabe
5. Auflage 2025

Türkenstraße 89
80799 München
Tel.: 089 651285-0

Redaktion: Michaela Mallwitz
Umschlaggestaltung: Karina Braun
Umschlagabbildung: Shutterstock/Back one line
Illustrationen: Shutterstock/AV-Art: 71, Designua: 80, George J: 31, GraphicsRF.com: 36 (li.), Kallayanee Naloka: 19, Nsit: 120, Ody_Stocker: 36 (re.), Systemoff: 97, 100, 102, VikiVector: 73

Satz: inpunktwo, Haiger (www.inpunktwo.de), Andreas Linnemann
Druck: Florjančič Tisk d.o.o., Slowenien
Printed in the EU

ISBN Print 978-3-7423-1798-8
ISBN E-Book (EPUB, Mobi) 978-3-7453-1434-2

Weitere Informationen zum Verlag finden Sie unter
www.rivaverlag.de
Beachten Sie auch unsere weiteren Verlage unter www.m-vg.de

Sonja Schmitzer | Dr. Karsten Ostermann

WARUM BIN ICH SO MÜDE?

STOFFWECHSELSTÖRUNG HPU

Was du gegen chronische Erschöpfung, Verdauungsprobleme, Gelenkschmerzen und andere Beschwerden tun kannst

riva

INHALT

VORWORT

Werden wir aufgrund unserer modernen Medizin tatsächlich immer gesünder und älter? Nein, denn in Wirklichkeit wurden wir durch zunehmende Technisierung von der Natur und dem Natürlichen entfremdet und sind dabei immer kränker geworden. Vor allem junge Menschen sind betroffen.

Was setzt uns so zu? Zusatzstoffe in hoch verarbeiteten Lebensmitteln, Medikamentenrückstände im Trinkwasser, mit Pestiziden behandeltes Obst und Gemüse, Toxine in Textilien und die allgegenwärtige Mobilfunkstrahlung, Gifte aus dem Wohn- und Berufsumfeld, manche medizinische und zahnmedizinische Maßnahmen (wie Amalgam, Titan) machen mitunter den Giftcocktail unserer Zeit aus. Manche Menschen stecken all das noch einige Zeit weg, immer mehr leiden aber an Krankheiten, bis hin zu Krebs.

Warum setzt ein und dieselbe Welt dem einen mehr zu als dem anderen? Neben der eigenen Versorgung mit Vitalstoffen, Vergiftung und Bestrahlung spielt das individuelle Entgiftungssystem eine entscheidende Rolle. Ist es gestört, kommt nahezu alles, was unser Wohlbefinden ausmacht, aus dem Takt.

Die Stoffwechselstörung HPU, die seit Jahren zunimmt, kann unsere Entgiftungsprozesse so negativ beeinflussen, dass schlimmstenfalls chronische Erkrankungen oder sogar Krebs am Ende einer langen Leidenskette stehen. HPU ist aktuell noch keine offiziell anerkannte Diagnose, das erschwert die Therapeutensuche und die Kostenerstattung. Es lohnt sich aber, nicht nur die Symptome zu behandeln, sondern die Wurzel des Übels zu kennen und gezielt gegenzusteuern. Dafür wurde dieses Buch geschrieben. Es klärt sachlich, fundiert und umfassend über alles auf, was HPU-Betroffene wissen müssen, um ein beschwerdefreies Leben zu führen.

Sonja Schmitzer und Dr. Karsten Ostermann darf man guten Gewissens als erfahrene Experten in Sachen HPU bezeichnen. Die Lektüre lohnt sich und ist der erste Schritt in ein gesünderes Leben.

Dr. Joachim Mutter

WIE SICH UNSERE WEGE KREUZTEN

»Ihre Beschwerden sind psychisch bedingt«, war das Fazit einer Ärzteodyssee, die in meinem 7. Lebensjahr begann und in meinem 38. endete.

Bereits in den ersten Schuljahren litt ich häufig unter Übelkeit und Bauchschmerzen. In der Pubertät verschärfte sich das Problem, als sich eine Migräne mit Sehausfällen dazugesellte. Während eines Schulausfluges überrollte mich dann meine erste Panikattacke. Viele weitere folgten. In den folgenden Monaten entwickelten sich Angst und Panik – neben meinen körperlichen Beschwerden – zu meinen täglichen Begleitern. Gedanken wie: »Kann ich aus dem Haus gehen? Wann wird mir wieder übel werden? Wann sackt vielleicht mein Kreislauf ab? Was mache ich, wenn das alles passiert?«, kreisten nonstop in meinem Kopf. Ich stolperte geradewegs in eine Angststörung hinein, die mich viele Jahre begleitete.

Zunächst ließ ich mich kurz nach dem Abitur im städtischen Krankenhaus einmal gründlich durchchecken. Denn irgendeinen Grund mussten die zahlreichen Beschwerden ja haben – davon war ich stets überzeugt. Der stationäre Aufenthalt dauerte drei Tage und war prall gefüllt mit zahlreichen Untersuchungen. Sogar eine Magnetresonanztomografie (MRT) von meinem Kopf fertigten die Ärzte an. Doch alle Untersuchungen blieben ohne auffälligen Befund. Im Entlassungsbericht las ich zum ersten Mal etwas von »psychisch bedingten somatoformen Beschwerden«. Ich war enttäuscht und fühlte mich alleingelassen, denn auf diesem Klinikaufenthalt ruhte all meine Hoffnung, endlich den Grund für die ganzen belastenden Symptome zu finden. Alternativen zu diesem Klinikaufenthalt sah ich Mitte der 1990er-Jahre keine.

Das Internet befand sich gerade erst im Geburtsprozess, und auch in der Literatur fand ich keinen Ansatzpunkt für mein immer größer werdendes Problem. Da ich mich nicht untätig meinem Schicksal überlassen wollte, besann ich mich auf die Diagnose der Klinik und verfolgte zunächst psychotherapeutische Ansätze. Angst- und Panikattacken empfand ich inzwischen als schwerste Bürde meines Zustands. Daher begann ich zunächst eine psychotherapeutische Gesprächstherapie. Dann eine Konfrontations- und schließlich eine Hypnosetherapie. Vor allem Letztere brachte mir eine wesentliche Verbesserung meiner

Angst- und Panikanfälle, sodass ich mich nach drei Jahren Ausbildung endlich in der Lage fühlte, ein Studium in einer anderen Stadt anzutreten.

In Berlin erhielt ich die Zulassung, mich für molekulare Biotechnologie einzuschreiben. Präsenzveranstaltungen setzten mich stark unter Druck, da Übelkeit und Bauchschmerzen immer noch meine ständigen Begleiter waren. Mit den Jahren lernte ich, mich an meine Defizite anzupassen: Wegen zahlreicher Unverträglichkeiten vermied ich es, auswärts zu essen. Meine wiederkehrenden Panikattacken in vollen Berliner U-Bahnen umging ich, indem ich mir einen Roller kaufte. Irgendwie kam ich zurecht, war aber ständig erschöpft.

Trotz zahlreicher körperlicher Beschwerden und anhaltender Angst- und Panikattacken verbrachte ich sogar zwei Semester an australischen Universitäten. Mein jugendlicher Tatendrang setzte sich immer wieder gegen Übelkeit, Bauchschmerzen, Erschöpfung und Angst durch. Ich war trotz allem fest entschlossen, etwas aus meinem Leben zu machen.

Nach dem Studium trat ich meine erste Stelle in der Kinderkrebsforschung an der Charité in Berlin an. Ich sah meine Zukunft in der medizinischen Forschung. Doch der Druck und ein wenig empathischer Chef laugten mich zunehmend aus. Inzwischen frisch verheiratet, zog ich die Familienplanung dem Job vor und bekam mein erstes Kind. Auf eine übelkeitsreiche Schwangerschaft folgten die mit einem Säugling üblichen kurzen Nächte und das Hormonchaos nach der Geburt – eine fatale Kombination für mich. Sämtliche Symptome, die ich während des Studiums einigermaßen im Griff hatte, verstärkten sich explosionsartig. Rückblickend empfinde ich diese Zeit mit meiner neugeborenen Tochter als Tiefpunkt meiner HPU-Geschichte. Denn nun hatten meine Beschwerden nicht nur Auswirkungen auf mich, sondern auch auf mein Kind.

So vergingen die Jahre. Mir ging es mal besser, mal schlechter – in stressigen Zeiten immer am miesesten. Irgendwann gesellte sich zu meinen zahlreichen Beschwerden auch noch eine chronisch verstopfte Nase. Ich bekam abschwellende Nasensprays, irgendwann ein Cortisonspray – nichts half. Der HNO-Arzt nannte mir eine Operation als Mittel der Wahl. Immer wieder ließ ich mich von Ärzten untersuchen, Blutbilder anfertigen, eine Darmspiegelung und Tests auf

Lactose- und Fructoseunverträglichkeit durchführen. Alle Befunde blieben unauffällig. Auch Weglassdiäten bestimmter Lebensmittel brachten mir keinen merklichen Erfolg. So passte ich mein Leben an meine Beschwerden an: Ich mied Dinge, die mir Angst machten, und aß nur, wovon mir nicht übel wurde. Leider wurde die Auswahl in beiden Bereichen zunehmend kleiner. Beruflich orientierte ich mich neu und absolvierte während der zweiten Babypause ein Fernstudium zur Fachjournalistin. Ich verstand zunehmend, dass es mir nur dann besser ging, wenn ich die großen Stressfaktoren aus meinem Leben eliminierte. In dieser Zeit entdeckte ich auch das regelmäßige Yoga für mich.

Alles änderte sich, als ich im Jahr 2016 mit meinem Mann und meinen beiden Töchtern in einen Vorort von Berlin zog und damit meinen Hausarzt wechselte. Als meine Verdauungsbeschwerden einmal wieder auf einem Tiefpunkt angelangt waren und ich ihn aus purer Verzweiflung zum ersten Mal aufsuchte, fragte er unmittelbar, nachdem er meine Leidensgeschichte gehört hatte: »Haben Sie schon einmal einen HPU-Test gemacht?«

Einen HPU-Test? Ich hatte noch nicht einmal davon gehört, obwohl ich mich lange und ausführlich mit meinen Beschwerden beschäftigt hatte. Wie Dr. Ostermann vermutet hatte, fiel der HPU-Test (HPU ist die Abkürzung für Hämopyrrollaktamurie) deutlich positiv aus. Als Fachjournalistin suchte ich natürlich sofort nach Quellen für diese Stoffwechselstörung. Doch meine Suche war ernüchternd: Als Pseudoerkrankung ohne medizinische Evidenz bezeichnete das Robert Koch-Institut die HPU. Ich war skeptisch, vertraute meinem neuen Arzt aber dahingehend, dass er bereits vielen Patienten mit ähnlichen Symptomen helfen konnte.

Die HPU-Therapie war der Beginn eines ganz neuen Lebensgefühls für mich. Innerhalb eines Jahres besserten sich alle meine Symptome deutlich, nach zwei bis drei Jahren waren sie verschwunden, eine Operation der Nase war nicht mehr nötig.

Um anderen Betroffenen zu helfen, habe ich im Jahr 2019 das Informationsportal www.hpuandyou.de ins Leben gerufen.

Sonja Schmitzer

Als Sonja Schmitzer in meine allgemeinmedizinische Praxis in Teltow bei Berlin kam, litt sie hauptsächlich unter massiven Verdauungsbeschwerden, Erschöpfungszuständen, Angst- und Panikattacken – typische und häufige Beschwerden bei der Stoffwechselstörung HPU. Die meisten Betroffenen haben wie Sonja einen langen Leidensweg und eine mindestens genauso lange Ärzteodyssee hinter sich, bevor sie auf die HPU stoßen.

HPU ist meist nicht der einzige Grund für Müdigkeit, Erschöpfung und zahlreiche andere Beschwerden, aber ein unglaublich großer Hebel zur Verbesserung des körperlichen und psychischen Wohlbefindens meiner Patienten. Ein HPU-Test gehört in meiner Praxis für alle Patienten mit chronischen Beschwerden mittlerweile zur Standardanamnese.

Wir haben dieses Buch geschrieben, um alleingelassenen Patienten und ratlosen Ärzten einen effektiven und mittlerweile vielfach bewährten therapeutischen Ansatzpunkt aufzuzeigen. Die HPU-Behandlung setzt an den Ursachen der Beschwerden an, anstatt nur die Symptome zu bekämpfen.

Dass das Robert Koch-Institut die HPU immer noch als »Pseudo-Erkrankung« einstuft, weil es keine groß angelegten, randomisierten, placebokontrollierten Studien dazu gibt, beeindruckt mich inzwischen überhaupt nicht mehr. Ich habe so vielen chronisch erschöpften und kranken Patienten mit der HPU-Therapie helfen können, dass ich keine Studien mehr brauche, um von ihrer Existenz überzeugt zu sein.

In diesem Buch stellen wir dir die Stoffwechselstörung HPU in all ihren Facetten vor. Wir zeigen dir, warum die HPU in erster Linie Müdigkeit und Erschöpfung verursacht – aber auch viele weitere Symptome mit sich bringen kann. Du erfährst, was Menschen mit HPU guttut und was sie besser meiden sollten, und natürlich, wie man die HPU mit einfachen Mitteln ausgleichen kann. Unsere Mission ist es, Menschen mit HPU zu mehr Energie und Wohlbefinden zu verhelfen.

Dr. Karsten Ostermann

1

Stoffwechselstörung HPU – der Grund für deine Erschöpfung und viele weitere Symptome?

Du fühlst dich oft müde und erschöpft, hast das Gefühl, dir ist alles zu viel? Du verträgst bestimmte Nahrungsmittel nicht oder hast eine Schilddrüsenstörung? Angstzustände, Panikattacken oder depressive Episoden begleiten dich immer wieder? Vielleicht hast du auch bereits eine längere Ärzteodyssee hinter dir? Doch eine wirkliche Ursache für deine Beschwerden wurde nie gefunden? Vielleicht hast du auch gehört, das sei alles »psychisch bedingt«? Möglicherweise steckt die Stoffwechselstörung HPU dahinter. HPU ist ein häufiger, aber bisher noch weitgehend unbekannter Grund für ständige Müdigkeit und Erschöpfung – und für viele weitere Symptome, für die in klassischen Arztpraxen oft keine Ursache gefunden wird.

WAS IST HPU?

Die Abkürzung HPU steht für *Hämopyrrollaktamurie* und bezeichnet eine Stoffwechsel- und Entgiftungsstörung. Oft sind mehrere Familienmitglieder von HPU betroffen, daher geht man von einer genetisch bedingten Störung aus. Schätzungen zufolge leiden zehn Prozent aller Frauen und ein Prozent der Männer an HPU.

Was hat die HPU nun mit Müdigkeit und Erschöpfung zu tun? Die schnelle, kompakte Antwort auf die Frage »Warum bin ich so müde?« lautet:

- HPU kann die Sauerstoffversorgung deiner Muskulatur verringern – du fühlst dich schlapp.
- HPU kann deine Mitochondrien (die Energiekraftwerke deiner Zellen) schwächen – du fühlst dich energielos.
- HPU kann dein Immunsystem schwächen, sodass sich chronische Infektionen ausbilden können – du fühlst dich müde und krank.
- HPU kann durch dauernden Stress aufgrund von Mikronährstoffmängeln beziehungsweise einem Kupferüberschuss deine Nebennieren erschöpfen – du fühlst dich müde.
- HPU kann dein Energielevel durch Schilddrüsenstörungen senken – du fühlst dich müde und schlapp.
- HPU kann deine Leber überlasten – du fühlst dich müde.

In diesem Buch werden wir dir ausführlich erklären, was HPU ist und was du gegen deine Müdigkeit und zahlreiche weitere Begleiterscheinungen der HPU tun kannst. Das Problem liegt hauptsächlich in fehlerhaft ablaufenden Stoffwechselprozessen, doch mit den vorgestellten Methoden kann man selbst aktiv das Problem an der Wurzel packen und somit die beschwerlichen Symptome beseitigen.

WAS LÄUFT SCHIEF BEI DER STOFFWECHSELSTÖRUNG HPU?

Bei HPU wird das Häm-Molekül im Körper nicht richtig hergestellt, und es gehen Mikronährstoffe verloren – mit weitreichenden Konsequenzen.

Vielleicht denkst du nun: »Häm? Was war das noch mal? Und muss ich mich nun wirklich mit Biochemie herumquälen?« Nein, du musst kein Profi in Biochemie werden, um HPU zu verstehen. Wenn du jedoch eine grobe Vorstellung davon hast, was im HPU-Stoffwechsel anders läuft, kannst du leichter nachvollziehen, welche Folgen das für dich haben kann. Und natürlich, wie du das »Problem« beheben kannst.

Bevor wir also einen kurzen Blick auf die Biochemie unseres Körpers werfen, müssen wir noch einen Begriff klären, der uns immer wieder begegnen wird.

DIE ROLLE DER ENZYME

Enzyme sind wichtige »Bauarbeiter« in unserem Körper r, die aus Eiweiß bestehen. Ihre Aufgabe ist es, aus einem Stoff einen anderen herzustellen. Damit sie richtig arbeiten können, müssen sie mit ausreichend Vitaminen, Proteinen und Mineralstoffen versorgt werden.

DAS HÄM-MOLEKÜL

Häm ist ein Bestandteil wichtiger Enzyme wie Cytochrome, Peroxidasen, Katalasen und Tryptophan-Pyrrolasen. Enzyme sind wichtige »Bauarbeiter« in unserem Körper. Ihre Aufgabe ist es, aus einem Stoff einen anderen herzustellen. Die Herstellung von Häm ist ein komplizierter Prozess, an dem acht verschiedene Enzyme beteiligt sind. Bei HPU ist der Aufbau des Häm-Moleküls teilweise gestört, das heißt, drei bis vier dieser Enzyme arbeiten nicht richtig. Wäre der Prozess vollständig gestört, wären wir tot. Denn ohne Häm kann der menschliche Körper nicht überleben. Bei HPU wird während des Aufbaus des Moleküls hin und wieder ein Ring fälschlicherweise spiegelverkehrt geschlossen, wodurch das Molekül für den Organismus unbrauchbar, ja sogar toxisch wird.

Für Experten

Häm besteht aus vier Pyrrolen. Bei der enzymatischen Ringschließung sollte eigentlich Coproporphyrinogen III entstehen. Fehlen bestimmte Kofaktoren, kann dieser Ringschluss nicht richtig stattfinden, und es entsteht Coproporphyrinogen I durch einen spontanen, nicht enzymatisch katalysierten Ringschluss.

Bei HPU findet dieser spontane Ringschluss spiegelverkehrt statt. Das so entstandene Pyrrol erzeugt viel Stress im Organismus, denn daraus kann der Körper kein Häm bauen. Das Pyrrol wird vom Körper wie ein freies Radikal behandelt und über die Niere ausgeschieden. Da das Molekül sehr sauer ist, muss es gepuffert werden. Dazu nutzt der Körper hauptsächlich Zink und Vitamin B_6 (P5P), aber auch andere Mineralstoffe wie Mangan und Magnesium. In der Folge gehen dem Stoffwechsel viele Mineralstoffe und Vitamin B_6 verloren, die an anderer Stelle gebraucht werden.

ENTSTEHUNG DER HPU

Die HPU ist eine Stoffwechselbesonderheit, die den Porphyrieerkrankungen zugeordnet wird. Während es sich bei den Porphyrien um anerkannte Erkrankungen (Klassifizierung nach ICD-10: E80, Störungen des Porphyrin- und Bilirubinstoffwechsels) handelt, ist die HPU keine offiziell anerkannte Stoffwechselstörung. Da sie langsam und chronisch verläuft, fällt sie Medizinern oft nicht auf. Für die Betroffenen bedeutet das:

- Ihre Beschwerden werden oft nicht der richtigen Ursache zugeordnet.
- Weder Diagnose noch Therapie sind Kassenleistungen.
- Eine Krankschreibung aufgrund der HPU ist nicht möglich.

HÄM IST AN VIELEN WICHTIGEN VORGÄNGEN BETEILIGT

Um die HPU und ihre Auswirkungen auf den menschlichen Stoffwechsel zu verstehen, muss man sich zunächst vor Augen führen, an wie vielen unterschiedlichen Prozessen Häm beteiligt ist:

- Häm transportiert Sauerstoff im Blut zu den Organen (über Hämoglobin).
- Häm versorgt die Muskeln mit Sauerstoff (über Myoglobin).
- Mithilfe von Häm wird unsere Nahrung in Energie umgewandelt (über Häm-haltige Enzyme in der Atmungskette der Mitochondrien).
- Mithilfe von Häm produziert der Körper Hormone und andere wichtige Stoffe (wie zum Beispiel Tryptophan, Serotonin und Melatonin, aber auch Cholesterin, Steroidhormone, Schilddrüsenhormone, Vitamin D und Gallensäuren).
- Häm ist an der Entgiftung beteiligt. In der körpereigenen Entgiftungsphase I ist Häm ein wichtiger Bestandteil von Enzymen. Diese Entgiftungsenzyme sorgen unter anderem für den Abbau von Alkohol, Medikamenten und toxischen Metallen. Sind die Entgiftungsenzyme im Körper durch HPU gedrosselt, erhöht sich der oxidative Stress. In diesem Zustand können freie Radikale ständig die Zellen angreifen und das Gewebe schädigen.

Versteht man, wo überall im Körper Häm gebraucht wird, wird schnell klar: Steht dem Körper nicht genügend Häm zur Verfügung, kann das zahlreiche negative Folgen haben. Auf diese Folgen werden wir später genauer eingehen.

Warum wird ein Apfel braun?

Veranschaulichen lässt sich die Auswirkung von oxidativem Stress am Beispiel eines Apfels: Einmal abgebissen oder angeschnitten, verfärbt sich das Innere schnell an der Luft. Der Grund dafür ist der Sauerstoff, der das im Apfelinneren vorkommende Polyphenol in das gelbliche Chinon und dann in das bräunliche Melatonin umwandelt beziehungsweise oxidiert. Zitronensaft kann diese Reaktion verhindern. Verantwortlich dafür ist das im Zitronensaft vorkommende Vitamin C (Ascorbinsäure). Ascorbinsäure ist ein starkes Antioxidans. Sie verhindert die beschriebene Oxidationsreaktion. Ähnlich verhält es sich also mit oxidativem Stress, bei dem ebenfalls eine Umwandlung – also Oxidation – stattfindet, wenn bestimmte Stoffe nicht vorhanden sind, um diese Reaktion zu verhindern.

VERLUST VON MIKRONÄHRSTOFFEN

Durch die Aufbaustörung von Häm kommt es neben einem Mangel an Häm auch zu einer Anhäufung toxischer Zwischenprodukte, also fehlgebautem Häm, das der Körper wieder ausscheiden muss.

Um die toxischen Zwischenprodukte wasserlöslich zu machen und über die Niere und den Urin wieder abzuführen, heftet der Körper Zink und Vitamin B_6 (in der aktiven Form namens Pyridoxal-5-Phosphat; wie sich aktive und inaktive Formen unterscheiden wird ab Seite 41 genauer betrachtet) und teilweise auch Mangan daran. Diese Mikronährstoffe gehen mit der Ausscheidung des fehlgebauten Häm-Moleküls verloren.

Auf den primären Mikronährstoffverlust kann auch ein sekundärer erfolgen, da der Körper nun die nicht optimal ablaufenden Stoffwechselwege auszugleichen versucht. Meist kann der so entstehende Mangel an Mikronährstoffen nicht allein mit der Nahrung ausgeglichen werden. Eine einseitige Ernährung befeuert den Mikronährstoffmangel zusätzlich.

Für Experten

Durch den primären Nährstoffmangel über die Ausscheidung des Hämopyrrollaktam-Komplexes kann sich beispielsweise der Bedarf an Zink, Vitamin B_6 und Selen zur Entgiftung anschließen.

Auch die Glutathionherstellung ist von der HPU indirekt betroffen. Ein Glutathionmangel schränkt die Funktion der Glutathionperoxidasen (GPX) ein. Diese Enzyme neutralisieren überschüssige freie Radikale und schützen die Zellen so vor gefährlichem oxidativen Stress. Über diese Funktion hinaus wirken Glutathionperoxidasen vermutlich auch an der Transkriptionskontrolle von Zellen des Immunsystems mit. GPX nutzen reduziertes Glutathion, um bestimmte organische Stoffe chemisch zu reduzieren. Als Kofaktor benötigen sie Selen. Glutathionperoxidasen sind zwar nicht aus Häm aufgebaut, sind aber auf ausreichend Glutathion angewiesen, das wiederum in Abhängigkeit von Vitamin B_6 produziert wird. Fehlt Vitamin B_6, kann der Körper nicht ausreichend Glutathion herstellen, und die GPX können nicht richtig arbeiten.

In der Folge können freie Radikale nicht ausreichend neutralisiert werden, es kommt zum sogenannten oxidativen Stress. Beim oxidativen Stress spielen sogenannte reaktive Sauerstoffspezies (ROS) eine zentrale Rolle.

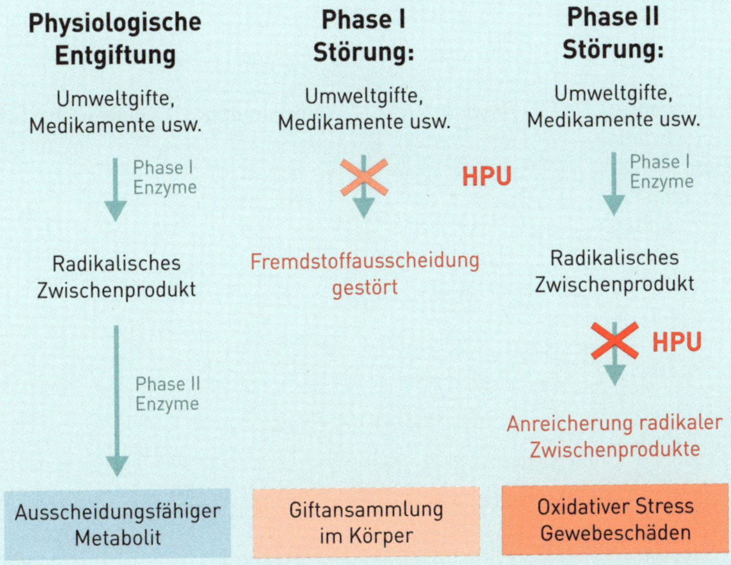

Durch den Verlust von Mikronährstoffen im Rahmen der HPU kommt es zur Störung der Zellentgiftung.

Die reaktiven Sauerstoffspezies (ROS) sind eine Gruppe besonders reaktionsfreudiger Sauerstoffmoleküle, welche durch verschiedene zelluläre Vorgänge entstehen können. Sie sind keineswegs nur schädlich – im Gegenteil. ROS agieren als wichtige Signalmoleküle, die zahlreiche immunologische Vorgänge und den Zellstoffwechsel beeinflussen. Treten sie jedoch im Übermaß auf, weil dem Körper zu wenige Antioxidanzien zur Neutralisierung der ROS zur Verfügung stehen, entsteht oxidativer Stress. Akute und chronische Erkrankungen und die damit verbundene hohe Konzentration an ROS können DNA, Lipide sowie Proteine schädigen und so zu Gewebeschädigungen und chronischem Entzündungsgeschehen führen.

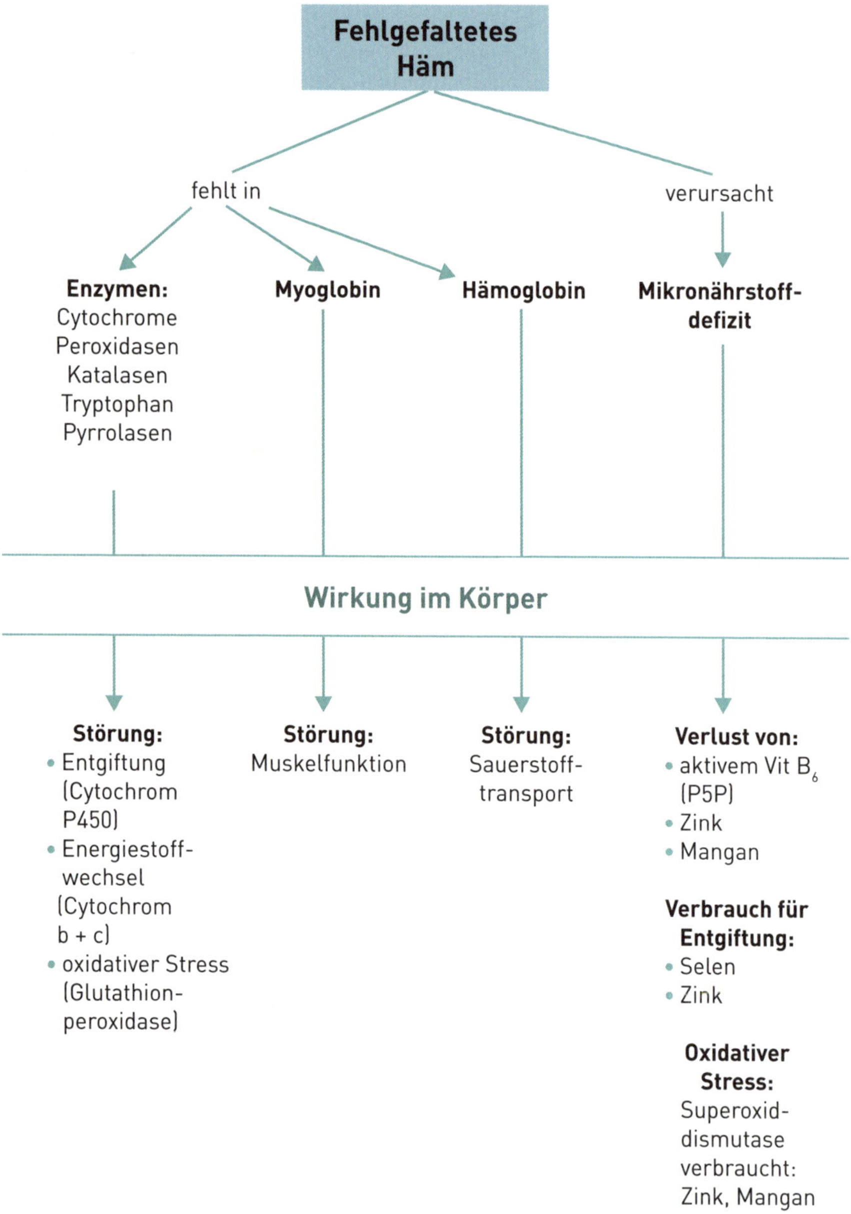

Fehlerhaft gefaltetes Häm kann eine Vielzahl an Störungen im Körper verursachen.

MÜDIGKEIT UND ERSCHÖPFUNG – DAS HAUPTSYMPTOM DER HPU

Die HPU kann sich in zahlreichen unterschiedlichen Symptomen äußern. Aber nahezu alle unbehandelten HPUler leiden unter Müdigkeit und Erschöpfung beziehungsweise schneller Erschöpfbarkeit. Die Gründe dafür können vielfältig sein:

- Häm-Mangel im Blut und in den Mitochondrien, der Hauptproduktionsstätte für Energie im menschlichen Körper
- eine Vergiftung aufgrund zu geringer Entgiftungsleistung
- eine Nebennierenschwäche durch Dauerstress, zum Beispiel allein durch häufige Blutzuckerschwankungen
- eine Fehlfunktion der Schilddrüse, zum Beispiel durch Mikronährstoffmängel
- chronische Infektionen
- ein Vitamin-D_3-Mangel
- ein Kupferüberschuss aufgrund von Zinkmangel

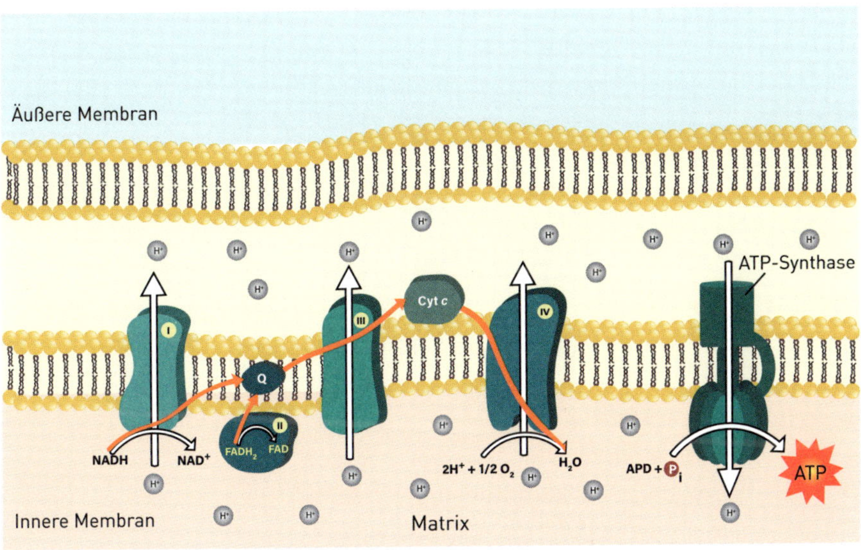

Bei der Atmungskette zur Herstellung von Energie in den Mitochondrien ist Adenintriphosphat (ATP) die wichtigste Speicherform chemischer Energie im Körper.

WEITERE HÄUFIGE SYMPTOME BEI HPU

Darüber hinaus leiden die Betroffen häufig unter den folgenden Symptomen:

- Reizdarm und Nahrungsmittelunverträglichkeiten
- Migräne
- Schilddrüsenstörungen (Hashimoto-Thyreoiditis)
- Muskel- und Gelenkschmerzen (Fibromyalgie)
- Angst
- Depressionen
- Autoimmunerkrankungen
- Allergien
- Zyklusstörungen und polyzystisches Ovarialsyndrom (PCOS)
- Hautprobleme
- Infektanfälligkeit
- Lichtempfindlichkeit
- Hochsensibilität

Die zahlreichen und vielfältigen Symptome verwundern umso weniger, je besser man versteht, an wie vielen Prozessen nicht nur Häm, sondern auch die massenhaft verbrauchten Mikronährstoffe Zink, Vitamin B_6 und Mangan beteiligt sind. Einen kleinen Eindruck davon vermitteln die folgenden Ausführungen:

VITAMIN-B_6-MANGEL

Mehr als 100 Stoffwechselreaktionen hängen von Vitamin B_6 beziehungsweise seiner aktiven Form P5P ab. Dazu gehören zum Beispiel:

- der Abbau von Histamin
- die Hormonherstellung, zum Beispiel Östrogen
- die Bereitstellung von Neurotransmittern (GABA [Gamma-Aminobuttersäure], Noradrenalin, Serotonin, Dopamin)
- die Produktion von Magensäure

- die Herstellung von Aminosäuren, unter anderem von Glutamin, Cystein und Glycin, aus denen der Körper seine Hauptentgiftungssubstanz Glutathion der Entgiftungsphase II herstellt
- die Aufrechterhaltung der Myelinscheiden peripherer Nerven
- die Aufnahme von Zink und Magnesium

Bei einem Vitamin-B_6-Mangel können all diese Prozesse gestört sein. Auch die Aufnahme von Zink, Magnesium, Mangan und Chrom ist durch einen Vitamin-B_6-Mangel erschwert. Das wiederum bleibt nicht ohne Folgen: Ein verringerter Magnesiumspiegel beispielsweise bremst die Fähigkeit des Stoffwechsels zu phosphorylieren – das heißt, Moleküle mit Phosphatresten zu versehen. Ohne Phosphorylierung kann der Körper jedoch das Vitamin B_6 nicht in seine stoffwechselaktive Form Pyridoxal-5-Phosphat (P5P) umwandeln. Auch die Vitamine B_1 und B_2 können unter diesen Bedingungen nur schwer aktiviert werden.

VITAMIN B_6

Ein Vitamin-B_6-Mangel ist oft das Hauptproblem des HPUlers auf Mikronährstoffebene. Zu wenig Vitamin B_6 kann zu einer Vielzahl an Fehlfunktionen im Körper und somit zu einer Bandbreite an Beschwerden führen.

ZINKMANGEL

Über 300 Enzyme im menschlichen Stoffwechsel benötigen Zink als Kofaktor. Wir können sie hier nicht alle einzeln aufzählen. Grob zusammengefasst lässt sich feststellen, dass sich ein Zinkmangel unter anderem auswirkt auf:

- die Sexualhormone
- die Entgiftung
- die Immunfunktionen
- den Neurotransmitterhaushalt
- den Zucker- und Fettstoffwechsel

- Haut, Haare, Nägel
- die Aktivierung von Vitamin B_6

MANGANMANGEL

Mangan benötigt der Körper unter anderem:

- zum Histaminabbau
- zur Blutgerinnung
- als Kofaktor für die Superoxiddismutase (SOD) in den Mitochondrien; diese schützt die Zellen vor oxidativem Stress
- zur Verstoffwechselung von Kohlenhydraten und Fetten
- zur Melatoninproduktion in der Haut
- zur Herstellung von Sexualhormonen und Neurotransmittern
- zum Aufbau von Kollagen in den Knochen, Knorpeln und im Bindegewebe

Bei einem Manganmangel können alle diese Prozesse nicht mehr einwandfrei funktionieren. Durch den Verlust von Häm und den Mikronährstoffen kann sich die HPU auf verschiedene Organe des Körpers auswirken. Die häufigsten Auswirkungen von HPU stellen wir im Folgenden kurz genauer vor. Ausführliche Informationen zu jedem einzelnen Thema findest du in Kapitel 4 »Folgeerkrankungen der HPU« ab Seite 95.

AUSWIRKUNGEN VON HPU AUF DIE SCHILDDRÜSE

Schilddrüsenstörungen (Hashimoto-Thyreoiditis, Morbus Basedow, Schilddrüsenunterfunktion) treten häufig im Zusammenhang mit HPU auf. Werfen wir nun in einigen Bereichen einen genaueren Blick darauf, warum das so ist:

Die Hypophyse im Gehirn bildet das TSH (Thyreoidea-stimulierendes Hormon oder Schilddrüsen-stimulierendes Hormon). Über den Blutkreislauf gelangt TSH zur Schilddrüse. Dort veranlasst TSH die Bildung von T3 und T4. T4 ist das nahezu inaktive Vorläuferhormon der Schilddrüse, an das vier Iodatome gebunden sind. Die vier Iodatome werden in größeren Mengen ins Blut ausgeschüttet und zirkulieren dort, bis eine Zelle, die einen Energieumsatz produzieren möchte (zum Beispiel Magen-, Fett-, Muskel- oder Bauchspeicheldrüsenzelle), ein Schilddrüsenhormon benötigt. Die Abspaltung der Iodatome erfolgt durch das Enzym Deiodinase. Für diesen Vorgang benötigt das Enzym Zink, das bei HPU durch die Ausscheidung des HPL-Komplexes (Hämopyrrollaktam-Komplex) häufig im Mangel ist. Auch Selen ist ein Kofaktor der Deiodinasen. Ein Mangel kann ihre Funktion ebenfalls einschränken.

Unabhängig davon, wie viel T4 die Schilddrüse nun bildet, kann es der Stoffwechsel nicht in die aktive Form T3 umwandeln. T3 kann somit nicht in die Zelle gelangen, und die Zelle kann keine Energie herstellen. Ohne Energie kann sie ihrer Funktion nicht nachkommen. Bestimmte Stoffwechselvorgänge, wie zum Beispiel die Bewegung eines Muskels, der Abbau von Fett oder die Entgiftung, finden dann einfach nicht statt. Auf dieses Phänomen wird im Kapitel »HPU und Störungen der Schilddrüse« ab Seite 126 näher eingegangen.

NAHRUNGSMITTEL-UNVERTRÄGLICHKEITEN UND VERDAUUNGSSTÖRUNGEN

Viele HPUler leiden unter Nahrungsmittelunverträglichkeiten und Verdauungsstörungen. Das kann unterschiedliche Gründe haben:

- Eiweißspaltende Enzyme benötigen Mangan als Kofaktor. Fehlt dem Körper Mangan, weil dies zum Ausscheiden des fehlerhaften Pyrrols gebraucht wurde, kann Eiweiß schlechter verdaut werden.

- Zur Herstellung des Hormons Gastrin benötigt der Körper Vitamin B_6. Gastrin bildet die Salzsäure im Magen. Die Salzsäure im Magen wird benötigt, um die aufgenommene Nahrung zu zersetzen und verdaubar zu machen. Als Symptom äußert sich dieses Phänomen in Sodbrennen. Die Betroffenen haben das Gefühl, zu viel Säure im Magen zu haben. Aber genau das Gegenteil ist der Fall: Dem Magen fehlt es an Säure. Denn aufgrund des Vitamin-B_6-Mangels kann der Magen seinen pH-Wert nicht mehr ausreichend absenken. Trotzdem reagiert der Magen auf den Dehnungsreiz durch die Nahrung und produziert mehr Magensaft, der den Betroffenen irgendwann »sauer aufstößt«. Magensaft ist zwar zu sauer für die Speiseröhre (daher das Symptom Sodbrennen), aber nicht sauer genug für eine gut funktionierende Verdauung. Mit Säurehemmern aus der Apotheke wird das Problem noch verschärft, denn die Ursache des Problems ist ja ein B_6-Mangel und eben nicht ein Überschuss an Magensäure.
- Über die unzureichende Verdauung (siehe den zweiten Punkt) gelangen toxische Stoffe in den Darm, die eigentlich über die Leber entgiftet werden sollten. Doch die Entgiftungsprozesse in der Leber benötigen Glutathion, und zur Bildung von Glutathion benötigt der Körper ebenfalls Vitamin B_6.

STÖRUNG DER NERVENBOTENSTOFFE

Nervenbotenstoffe regulieren sowohl unsere Muskeln als auch unsere Empfindungen und Gefühle. Sie sind also maßgeblich daran beteiligt, ob wir uns glücklich oder traurig, voller Energie oder antriebslos fühlen. Diese Nervenbotenstoffe sind bei HPU besonders oft beeinträchtigt.

SEROTONIN (DAS »GLÜCKSHORMON«)

Serotonin wird aus der Aminosäure L-Tryptophan unter Verwendung von Vitamin B_6 und anderen B-Vitaminen hergestellt. Bei einem Mangel an

Vitamin B_6 kann der Köper keine ausreichende Menge an Serotonin herstellen. Der Betroffene fühlt sich nicht gut gelaunt. Möglicherweise von einem Psychiater verschriebene Serotonin-Wiederaufnahmehemmer (SSRI), die häufig bei Depressionen verschrieben werden, bleiben in diesem Fall wirkungslos. Denn wer kein Serotonin bildet, kann es auch nicht an der Wiederaufnahme hindern. Im Kapitel »HPU und psychische Beschwerden« ab Seite 111 wird auf dieses Problem detaillierter eingegangen.

MELATONIN

In einem nächsten Stoffwechselschritt bildet der Körper aus Serotonin das Melatonin, das wir für einen guten Schlaf brauchen und das daher auch als »das Schlafhormon« bezeichnet wird. Ein Vitamin-B_6-Mangel kann also sowohl zu depressiven Verstimmungen bis hin zur Depression und schlechtem Schlaf beziehungsweise Schlaflosigkeit führen. Klärung bringt hier ein Labortest.

DIE CRUX MIT DEM VITAMIN B_6 BEI HPU

Für den Stoffwechsel benötigt der Körper die aktive Form von Vitamin B, das Pyridoxal-5-Phosphat. Viele HPUler haben eine Umwandlungsstörung, das heißt, sie können das inaktive Vitamin B_6 nicht in die stoffwechselaktive Form P5P umwandeln. Diese HPUler können erhöhte Vitamin-B_6-Werte im Blut aufweisen. Der Stoffwechsel kann diese Form des Vitamins jedoch nicht verwerten.

Im Labor sollte daher die stoffwechselaktive Form P5P gemessen werden. Diese Messung inklusive eines bundesweiten kostenfreien Kurierdiensts für die Blutproben bietet derzeit das Institut für Medizinische Diagnostik (IMD) in Berlin an. Auch Cystathionin gilt als Marker für einen Vitamin-B_6-Mangel; es wird im Urin gemessen. Bildung und Abbau von Cystathionin wird von Enzymen katalysiert, welche Vitamin B_6 als Kofaktor benötigen.

GABA (GAMMA-AMINOBUTTERSÄURE)

GABA kann die Reizübermittlung im Nervensystem unterbrechen. Das bedeutet: GABA hilft uns, unseren Fokus auf eine bestimmte Sache zu richten. Also zum Beispiel einen Vortrag zu halten, ohne sich von anderen Eindrücken wie dem Geruch von Essen, dem Klingeln eines Telefons oder dem Husten eines Zuhörers ablenken zu lassen. Produziert der Körper zu wenig GABA, sind quasi alle Sinne ständig angeschaltet. Bei den Betroffenen äußert sich das oft in einer Hochsensibilität. Alle Antennen sind immer ausgefahren.

Damit der Körper GABA produzieren kann, benötigt er L-Glutamin. L-Glutamin wird zunächst in eine andere Aminosäure namens Glutaminsäure umgewandelt und danach in Gamma-Aminobuttersäure. Für diesen Prozess benötigt der Körper Zink, Vitamin B_6 und Taurin. Bei einem Mangel an einem oder mehreren dieser Stoffe kann der Körper nicht genügend GABA bilden.

Ein GABA-Mangel kann außerdem folgende Symptome erzeugen:

- Ängste
- chronischer Stress
- Depressionen
- Konzentrationsschwierigkeiten und beeinträchtigte Gedächtnisleistung
- Muskel- und Kopfschmerzen
- Schlafstörungen

DIAGNOSE VON HPU

Die HPU kann ausschließlich im Urin diagnostiziert werden. Dabei wird der HPL-(Hämopyrrollaktam-)Komplex erfasst. HPUler können diesen Komplex allerdings zu unterschiedlichen Tageszeiten in unterschiedlichen Mengen ausscheiden.

Für Experten

Die Menge des ausgeschiedenen Komplexes aus fehlgebautem Häm mit Mineralstoffen wird beim HPU-Nachweis im Urin gemessen. Dieser Komplex wird als HPL-Komplex bezeichnet. Wahrscheinlich handelt es sich dabei um ein Abfallprodukt des Häm-Synthesestoffwechsels, das aus Uroporphyrinogen I gebildet wird.

Worauf du beim Test achten solltest:

- Unter Stress werden größere Mengen des HPL-Komplexes ausgeschieden. Daher sollte der Test nicht in Phasen absoluter Entspannung (zum Beispiel im Urlaub) durchgeführt werden.
- Bei längerer Einnahme von Vitamin B_6 oder Pyridoxal-5-Phosphat von 50 Milligramm oder mehr pro Tag kann der Test falsch-negativ ausfallen.
- Mindestens zwei Wochen vor dem Test keine Zink-, Vitamin B_6-, Mangan-Praparate einnehmen, sonst kann der Test falsch negativ (negatives Testergebnis, obwohl der Betroffene an der Störung leidet) ausfallen.
- Der Test sollte nicht während oder kurz nach der Menstruation und nicht innerhalb einer Woche nach einer Eiseninfusion durchgeführt werden, sonst kann der Test falsch negativ ausfallen.
- Während oder kurz nach einer Antibiotika-Behandlung sind die HPL-Werte oft stark erhöht. Nach zehn Tagen normalisieren sich die Werte wieder.
- Am Tag vor der Urinsammlung und am Testtag selbst sollte kein Alkohol getrunken werden.

Wenn du unsicher bist, ob eine HPU bei dir vorliegen könnte, kann dir ein Fragebogen (Internetadresse im Anhang) helfen. Alle im Fragebogen aufgeführten Symptome kommen häufig bei HPU vor. Wenn du mehr als die Hälfte der Fragen mit »Ja« beantwortet hast, kann es sinnvoll sein, einen HPU-Test über den Urin durchführen zu lassen, um absolut sicher zu sein.

Für Experten

Folgende Laborwerte können auf eine HPU hin-, sie aber nicht nachweisen:

- Zinkmangel im Vollblut
- Mangel an bioaktivem Vitamin B_6 (P5P). **Achtung:** Normales Vitamin B_6 im Serum gemessen liegt oft im Normalbereich oder ist sogar erhöht.
- erhöhte Schwermetalle im Vollblut, besonders häufig Arsen und Blei
- erhöhtes Homocystein (Mangel an Vitamin B_2, B_6, B_{12}, Folsäure oder MTHFR-Mutation; ein angeborener Gen-Defekt)
- oxidativer beziehungsweise nitrosativer Stress (MDA-LDL [Malondialdehyd-modifiziertes LDL], Citrullin, Nitrotyrosin)
- LDL (Low-Density-Lipoprotein) und Cholesterin erhöht
- Biotin erniedrigt
- Leukozyten erniedrigt
- MCV (*mean corpuscular Hemoglobin Concentration*, »mittleres Volumen der roten Blutkörperchen«) oder MCHC (*mean corpuscular Volume*, »mittlere korpuskuläre Hämoglobin-Konzentration«) erhöht
- alkalische Phosphatase (zinkabhängiges Enzym) vermindert
- Erythrozyten vermindert

BEDEUTET EIN NIEDRIGER WERT DES HPL-KOMPLEXES, DASS EINE WENIGER STARKE HPU VORLIEGT?

Nein, ein niedriger Wert sagt lediglich aus, dass du im Moment keine großen Mengen des HPL-Komplexes ausscheidest. Ein möglicher Grund dafür kann sein, dass du den HPL-Komplex im Gewebe einlagerst. Wir sehen immer wieder Menschen mit stark ausgeprägten, HPU-typischen Symptomen und relativ niedrigen Werten beim ausgeschiedenen HPL-Komplex.

WAS IST DER UNTERSCHIED ZWISCHEN HPU UND KPU?

Bei den Abkürzungen KPU und HPU kommt es im deutschsprachigen Raum immer wieder zu Verwirrungen. Im englischsprachigen Raum werden die beiden ähnlichen, aber nicht identischen Stoffwechselstörungen in der Regel einfach unter dem Begriff »Pyrrolics« in einen Topf geworfen.

HPU VERSUS KPU

Während HPU für Hämopyrrollaktamurie steht, bezeichnet KPU Kryptopyrrolurie. Beides sind Störungen des Häm-Stoffwechsels, jedoch nicht identisch.

WARUM EIN KPU-TEST KEINE HPU DIAGNOSTIZIERT

Sowohl bei der HPU als auch bei der KPU scheidet der Körper Pyrrole aus, die er aufgrund enzymatischer Schwächen fehlerhaft zusammengebaut und im Anschluss aufgrund ihrer toxischen Wirkung wieder ausscheiden muss. Bei der KPU wird 2,4-Dimethyl-3-Ethylpyrrol (Kryptopyrrol), bei der HPU 5-Hydroxy-Hämopyrrollaktam-Zink-Chelat-Komplex (HPL) ausgeschieden.

Die KPU wurde bereits in den 1960er-Jahren vom kanadischen Biochemiker und Psychiater Abram Hoffer beschrieben – HPU erst 40 Jahre später von Dr. John Kamsteeg. Der KPU-Test erfolgt recht unspezifisch mit dem Ehrlich-Reagenz und ist immer dann positiv, wenn sich Pyrrole im Urin befinden. Das kann beispielsweise auch nach der Einnahme bestimmter Medikamente oder dem Kontakt mit Giftstoffen der Fall sein. Auch Dysbiosen (Ungleichgewicht der Darmflora) im Darm können zur Ausscheidung von Pyrrolen führen.

Der HPU-Nachweis ist hingegen sehr viel genauer. Er weist nur das HPL nach, das ausschließlich mit HPU in Verbindung gebracht wird. Eine Hochdosis-

Mikronährstoff-Therapie über einen längeren Zeitraum sollte nach unserem Empfinden nur bei einem positiven HPU-Test in Betracht gezogen werden.

Dr. Kamsteeg schreibt beispielsweise: »42 Prozent der Menschen mit HPU haben bereits eine Autoimmunreaktion gegen die Schilddrüse entwickelt, das heißt, sie weisen einen bestimmten Antikörper im Blut (Thyreoperoxidase-Antikörper, Anti-TPO) auf. Diesen hohen Prozentsatz findet man bei KPU nicht.«

	KPU	HPU
Voller Name	Kryptopyrrolurie	Hämopyrrollaktamurie
Gemeinsame Bezeichnung	Pyrrolurie (engl. Pyrrolics)	
Substanz, die im Urin nachgewiesen wird	2,4-Dimethyl-3-Ethylpyrrol	5-Hydroxy-Hämopyrrollaktam-Zink-Chelat-Komplex
Therapie	nahezu gleich	
Auslöser	kann durch Giftexposition, Halswirbelsäulenverletzungen ausgelöst werden und ist nicht zwangsläufig lebenslänglich vorhanden	genetisch bedingte, lebenslängliche Stoffwechselstörung
Biochemischer Hintergrund	Häm-Abbaustörung	Häm-Aufbaustörung
Test	zeigt alle gebildeten Pyrrole an	misst nur den HPL-Komplex

WENN DAS FASS ÜBERLÄUFT

Wie wir gesehen haben, hat der unbehandelte HPUler einen an vielen Stellen geschwächten Stoffwechsel. In relativ stressfreien Phasen bei ausgewogener Ernährung, geringer Giftstoffzufuhr und mit ausreichend Schlaf können manche HPUler ein (nahezu) symptomfreies Leben führen. Stress, Erkrankungen, Medikamente, Verletzungen, Amalgamfüllungen, Giftstoffe aus Kosmetika,

Putz- und Lebensmitteln und einige weitere Belastungen können das Fass jedoch schnell zum Überlaufen bringen. Dann kann der ohnehin geschwächte Stoffwechsel die Belastungen nicht mehr ausgleichen, und es kommt zu psychischen und körperlichen Beschwerden.

Diese Symptome werden in der Medizin als alleinstehende Krankheit diagnostiziert, also nicht mit HPU in Verbindung gebracht, und dementsprechend symptomatisch behandelt. Die HPU-Therapie setzt an den Ursachen an. Dabei ist ein entscheidender Punkt das Reduzieren. Jede Art von Belastung, die vermieden werden kann, hilft dem HPUler, weniger Symptome zu entwickeln und lindert somit die Beschwerden.

Dr. Ostermann: *»Hier halte ich meine HPU-Patienten stets zur Mitarbeit an. Die Mikronährstofftherapie allein ist nicht der Weg zu einem symptomarmen Leben mit HPU.«*

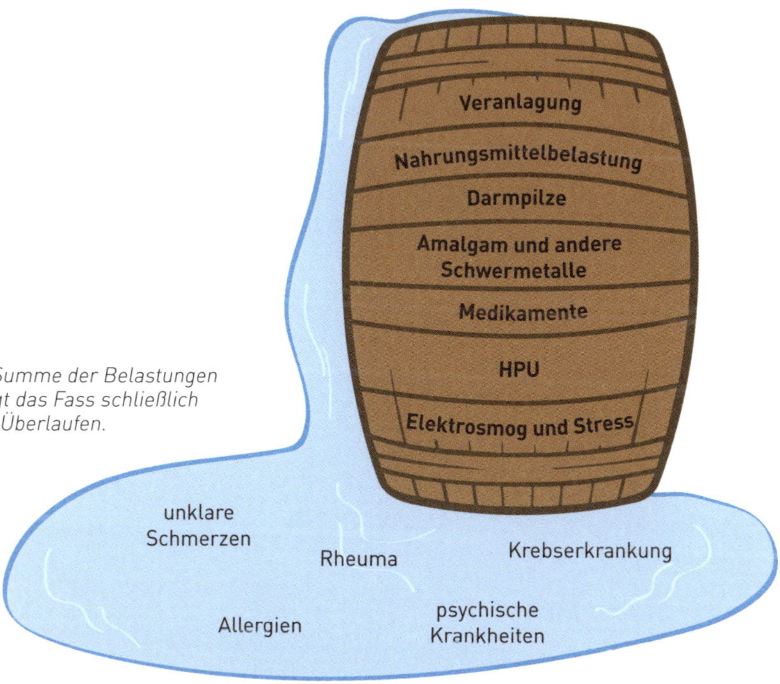

Die Summe der Belastungen bringt das Fass schließlich zum Überlaufen.

DIE FÜNF SÄULEN DER HPU-THERAPIE

Die Therapie der HPU basiert auf fünf Säulen, auf die wir später ab Seite 153 im Detail eingehen werden. Dabei sind alle fünf Säulen gleich wichtig für den Gesamterfolg der HPU-Therapie. Das heißt auch, dass man bei einer Behandlung wirklich alle Säulen beachten und gleichermaßen umsetzen muss, um Erfolge zu erzielen.

- **Therapiesäule 1:** die Basistherapie mit Mikronährstoffen
- **Therapiesäule 2:** die Regulation des Darms
- **Therapiesäule 3:** die Regulation der Entgiftung
- **Therapiesäule 4:** die Ernährung
- **Therapiesäule 5:** Stress vermeiden und entgegenwirken

2

Genetische Variationen und ihre Auswirkungen

Warum braucht es dieses Kapitel überhaupt? Reicht es nicht, einfach nur die HPU mit Zink, Vitamin B_6 und etwas Mangan zu therapieren? Die Antwort lautet ganz klar »Nein«.

Die meisten HPUler haben vor ihrer Diagnose eine Ärzteodyssee hinter sich gebracht. Wegen der Verdauungsbeschwerden waren sie beim Gastroenterologen, wegen der hormonellen Probleme oft beim Gynäkologen. Migräne, Gelenkschmerzen oder Fibromyalgie führten sie zu Neurologen, Orthopäden und schließlich in Psychotherapien; denn nicht selten steht am Ende der Ärzteodyssee die Diagnose »psychisch bedingt« als Grund für die zahlreichen Beschwerden im Raum.

DIE AKTUELLE SITUATION

In der Medizin, die an deutschen Hochschulen gelehrt wird, steht meist die Behandlung eines Symptoms im Vordergrund. Auch das Zulassungssystem von Medikamenten beruht auf diesem Ansatz: Für ein bestimmtes Symptom wird ein bestimmtes Medikament zugelassen. Ein typischer HPUler würde dann eine Auswahl folgender Präparate verschrieben bekommen:

- ein ausgleichendes Präparat gegen den Reizdarm
- ein Schmerzmittel gegen Migräne
- ein Schmerzmittel gegen Gelenkbeschwerden
- die Antibabypille gegen Zyklusbeschwerden, polyzystisches Ovarialsyndrom (PCOS) und Akne
- Serotonin-Wiederaufnahmehemmer (SSRI) gegen Depressionen
- ein angsthemmendes Präparat
- ein Mittel zur Regulation der Schilddrüse
- ein Antiallergikum

Die Liste ließe sich nahezu beliebig lange fortsetzen. In den vorherigen Abschnitten haben wir bereits gesehen, dass die HPU ursächlich an vielen Beschwerden schuld sein kann. Ein Blick in die Genetik des HPUlers stellt eine weitere individuelle Stellschraube dar, mit der sich Stoffwechselschwächen ausgleichen lassen.

In der HPU-Therapie verfolgen wir den Ansatz der funktionalen Medizin. Das heißt: Wir behandeln nicht die vielfältigen Symptome einzeln, sondern suchen eine gemeinsame Ursache.

Dr. Karsten Ostermann: »Ich rate inzwischen jedem HPU-Patienten in meiner Praxis gleich während der Eingangsdiagnostik zu einem Gen-Test. Aus der genetischen Grundausstattung eines Patienten kann ich viele wertvolle Informationen für die Therapie ziehen.«

DIE GRUNDLAGEN DER GENETIK

Um einen Gen-Test verstehen zu können, müssen wir uns noch einmal kurz die genetische Basis des Menschen anschauen. (Wer bereits gut über Vererbung und SNPs Bescheid weiß, kann diesen Abschnitt getrost überspringen und bei »Das MTHFR-Gen« weiterlesen; siehe Seite 38).

Sobald Eizelle und Spermium unserer Eltern miteinander verschmolzen sind, steht unser genetischer Bauplan fest. 23 Chromosomen erhalten wir von unserer Mutter, 23 von unserem Vater – das ist der Bauplan für unseren gesamten Körper.

Der menschliche Körper besteht aus etwa zehn Billionen (10^{14}, also eine 1 mit 14 Nullen) Zellen – und alle (bis auf Sperma- und Eizellen, ausgereifte rote Blutkörperchen und einige ausgereifte Haar-, Haut- und Nagelzellen) enthalten den gleichen Bauplan. Wie kann das sein? Schließlich bilden unsere Zellen ganz unterschiedliche Organe und Strukturen aus. Manche entwickeln sich zu Leberzellen, andere zu Haut- oder Nierenzellen. Verantwortlich dafür sind die sogenannten epigenetischen Faktoren. Sie sorgen unter anderem dafür, dass trotz identischen Bauplans in der Leberzelle andere Gene abgelesen werden als in der Hautzelle. Auch die Häufigkeit, mit der ein Gen abgelesen wird, wird von epigenetischen Faktoren beeinflusst.

Auf den Bauplan unserer Gene können wir zwar keinen Einfluss nehmen, wohl aber auf die Epigenetik – also in welcher Häufigkeit welches Gen abgelesen wird. Was bedeutet das für uns HPUler beziehungsweise grundsätzlich für alle Menschen? Richtig: Unser genetisches Schicksal ist nicht in Stein gemeißelt! Über unsere Ernährung, unser Verhalten und sogar über unsere Gedanken können wir mitsteuern, wie unsere Gene abgelesen werden und welche genetischen Schwächen stark oder weniger stark ausgeprägt auftreten.

Steigen wir noch etwas tiefer in die Genetik ein. Unser genetischer Bauplan ist in Form von vier verschiedenen Basen in jedem Zellkern gespeichert. Diese Basen sind:

- Adenin (A)
- Thymin (T)
- Cytosin (C)
- Guanin (G)

Sie lagern sich komplementär zu Basenpaaren zusammen, und zwar paaren sich dabei stets die Basen Adenin und Thymin sowie Cytosin und Guanin. Eine Dreierkombination aus diesen Basenpaaren codiert für eine bestimmte Aminosäure, die der Körper entsprechend dem genetischen Code aneinander bindet und so ein Protein entstehen lässt. Dieses Protein kann zum Beispiel als Enzym fungieren und damit eine wichtige Funktion in unserem Stoffwechsel einnehmen. Proteine können unter anderem steuern, ob und wie oft ein Gen abgelesen wird.

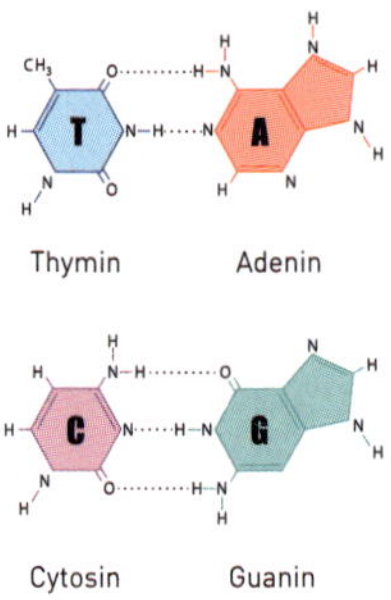

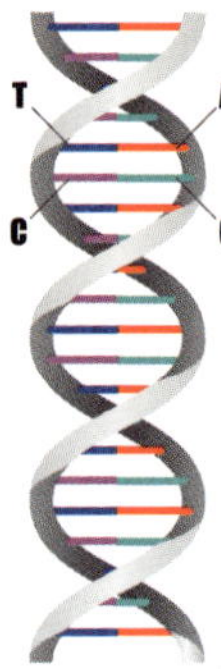

Unser genetischer Bauplan ist anhand der beiden Basenpaare Adenin/Thymin und Cytosin/Guanin in jedem Zellkern gespeichert.

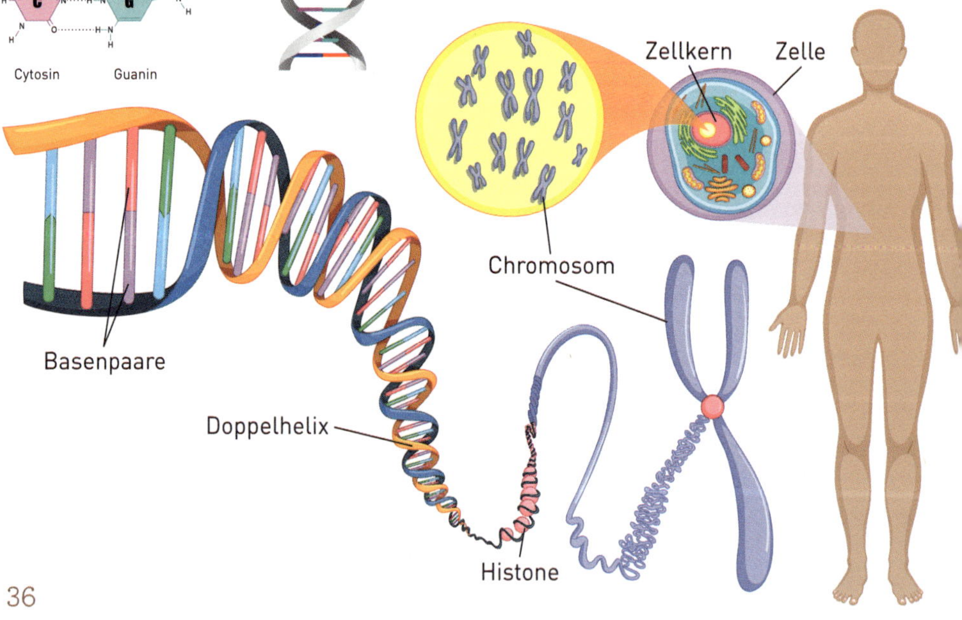

ENZYME

Enzyme braucht der Körper, um einen Stoff in einen anderen umzuwandeln. Dabei werden sie selbst nicht verbraucht. Sie agieren als sogenannte biochemische Katalysatoren. Eines der bekanntesten Enzyme ist das Verdauungsenzym Laktase. Es spaltet den Milchzucker (Laktose) und hilft dem Stoffwechsel damit bei der Verdauung.

POLYMORPHISMEN MACHEN MENSCHEN ZU INDIVIDUEN

Zurück zu unseren Basenpaaren: Von den drei Milliarden Basenpaaren, die wir in unserem Genom vorfinden, sind 99,9 Prozent bei allen Menschen identisch. Mit Schimpansen beträgt die Gemeinsamkeit übrigens 98,5 Prozent.

Die genetischen Unterschiede, die für unser unterschiedliches Aussehen, unsere verschiedenen Fähigkeiten, Vorlieben und Abneigungen, aber auch für unseren Gesundheitszustand mitverantwortlich sind, nennt man Polymorphismen. Davon gibt es im menschlichen Genom nach heutigem Kenntnisstand etwa zehn Millionen.

Bei den gängigen Gen-Tests wird nicht der komplette genetische Code untersucht, sondern lediglich bestimmte Stellen im Genom, nämlich die *Single-Nukleotid-Polymorphismen* (*SNP*, gesprochen als »Snip«). Dabei handelt es sich um eine bestimmte Gruppe von Polymorphismen.. Jeder Mensch besitzt etwa eine Million SNPs. Wie kann man sich das vorstellen?

Die allermeisten Gene liegen in zweifacher Ausführung vor: Eine Gen-Variante bekommen wir von unserer Mutter, die andere von unserem Vater. Bei einem SNP ist eine Base (das bezeichnen die Experten als heterozygot) oder beide Basen (homozygot) an einer Stelle des genetischen Codes anders als beim Rest der Bevölkerung. Die Auswirkungen aller SNPs sind bis heute nicht vollständig erforscht.

IST EIN SNP SCHÄDLICH?

In Anbetracht der Tatsache, dass ein Mensch etwa 300 Milliarden Basenpaare besitzt, ist die Frage an dieser Stelle berechtigt: Was macht es da aus, wenn eine einzige Base in einem Gen verändert ist? Die Antwort lautet: Bei manchen Genen macht das in der Tat gar nichts aus. Es beeinträchtigt die Funktion des Proteins, das mit dem Gen codiert wird, überhaupt nicht. Bei anderen SNPs verändert sich die Funktion des Proteins hingegen dramatisch. SNPs können uns grundsätzlich sowohl positiv als auch negativ beeinflussen. Manche sogar sowohl positiv als auch negativ.

SNPs in zentralen Genen des Stoffwechsels haben meist größere Auswirkungen auf den Körper als SNPs in »kleinen Seitenwegen« des Stoffwechsels. Einige für die HPU-Therapie wichtige Gene und ihre gängigen SNPs fassen wir im Folgenden kurz zusammen.

DAS MTHFR-GEN

Das Gen MTHFR codiert für ein Enzym namens Methylentetrahydrofolat-Reduktase. MTHFR ist ein besonders wichtiges Gen, da es Teil des sogenannten Methylierungszyklus im Körper ist. Dieser läuft in nahezu jeder Zelle des Körpers ab.

Bei der Methylierung stattet der Körper Gene, Enzyme und biochemische Stoffe mit Methylgruppen (chemisch $-CH_3$) aus, die sie für ihre Funktionsfähigkeit unbedingt benötigen. SNPs im MTHFR-Gen können weitreichende Folgen haben, da der MTHFR-gesteuerte Methylierungszyklus mindestens 200 Prozesse im Körper mit Methylgruppen versorgt. Über die Methylierung steuert der Körper unter anderem auch, welche Gene wie häufig abgelesen werden. SNPs im MTHFR können sich äußern in:

- einem niedrigen Energielevel
- Depressionen
- Angststörungen
- Chemikaliensensitivität
- einem aufbrausenden Temperament

- einer Schilddrüsenunterfunktion
- einer geringen Anzahl weißer Blutkörperchen
- einer schlechten Verträglichkeit von Alkohol
- starken Nebenwirkungen bei Lachgas (Distickstoffmonoxid)
- erhöhten Homocysteinwerten im Blut (>12 Mikromol pro Liter)

SNPs im MTHFR können aber auch positive Eigenschaften bewirken wie:

- Zielstrebigkeit
- sehr gute Konzentrationsfähigkeit
- gute DNA-Reparatur
- hohe Leistungsfähigkeit (»Streber«)
- ein vermindertes Darmkrebsrisiko

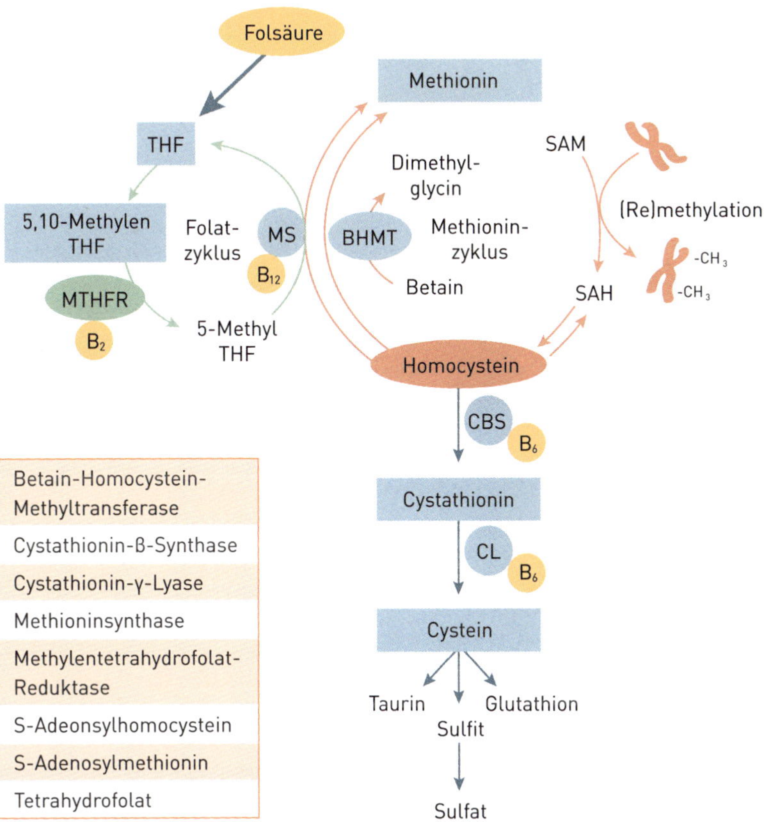

BHMT:	Betain-Homocystein-Methyltransferase
CBS:	Cystathionin-ß-Synthase
CL:	Cystathionin-γ-Lyase
MS:	Methioninsynthase
MTHFR:	Methylentetrahydrofolat-Reduktase
SAH:	S-Adeonsylhomocystein
SAM:	S-Adenosylmethionin
THF:	Tetrahydrofolat

Die Methylierung läuft in nahezu jeder Körperzelle ab.

Das MTHFR-Gen codiert für ein Enzym, das die inaktive Form von Vitamin B_9 in seine aktive Form umwandelt. Die am besten untersuchten SNPs im MTHFR-Gen sind A1298C (rs1801131) und C677T (rs1801133).

Am Beispiel von C677T wird schnell klar, wie stark ein homozygoter (beide Basen verändert) oder ein heterozygoter (eine Base verändert) SNP an dieser Stelle die Aktivität des Enzyms beeinflusst. Während das Enzym ohne eine Basenveränderung an der Position C677T zu 100 Prozent arbeitet, reduziert sich die Aktivität bei einer heterozygoten Mutation (eine Base an dieser Stelle verändert) auf etwa 70 Prozent, bei einer homozygoten (beide Basen an dieser Stelle verändert) auf nur noch 30 Prozent.

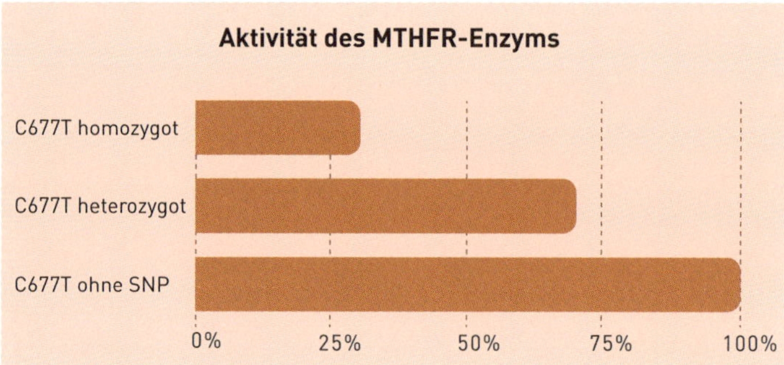

Ohne Basenveränderung an Position C677T arbeitet das MTHFR-Enzym zu 100 Prozent, bei heterozygoter Mutation (eine Base an dieser Stelle verändert) noch zu 70 Prozent, bei homozygoter Mutation (beide Basen an dieser Stelle verändert) nur noch zu 30 Prozent.

Da vor allem die homozygote SNP-Variante von MTHFR C677T zu massiven gesundheitlichen Beeinträchtigungen führen kann, ist es wichtig, diese Mutation zu kennen. Denn in diesem Fall lässt sich mit relativ einfachen Mittel gegensteuern, und zwar, indem man das Enzym optimal mit allem versorgt, was es zum Arbeiten braucht. Das sind bei MTHFR die aktiven Vitamine B_6, B_9 und B_{12}. Diese stecken hauptsächlich in rohem, grünem Blattgemüse und rohem Brokkoli, können aber auch durch Nahrungsergänzungsmittel aufgenommen werden.

Was sind aktive B-Vitamine?

Eben haben wir die aktiven B-Vitamine erwähnt. Das bedarf einer kurzen Erklärung: B-Vitamine können in verschiedenen chemischen Formen vorliegen. Aktive B-Vitamine sind die chemischen Varianten der B-Vitamine, die im Stoffwechsel eine Funktion übernehmen. Die inaktiven Formen (in der Tabelle links) müssen vom Körper in die aktiven Formen umgewandelt werden.

Inaktive Form (Grundbezeichnung)	Aktive Form
Vitamin B_1 (Thiamin)	Thiaminpyrophoaphat (TPP)
Vitamin B_2 (Riboflavin)	Flavinmononucleotid (FMN) und Flavinadenindinucleotid (FAD)
Vitamin B_3 (Niacin)	Nicotinamid
Vitamin B_5 (Pantothensäure)	Coenzym A, Phosphopantethein
Vitamin B_6	Pyridoxal-5-Phosphat (P5P)
Vitamin B_7, Vitamin H, Biotin	
Vitamin B_9, Folsäure	(6S)-5-Methyltetrahydrofolsäure-Glucosaminsalz (5-MTHF)
Vitamin B_{12}, Hydroxycobalamin	Methylcobalamin, Adenosylcobalamin

MTHFR und Histaminabbau

Viele HPUler haben ein Histaminproblem, das sich beispielsweise durch Herzrasen, Kopfschmerz, plötzlicher Gesichtsrötung oder Durchfall nach dem Verzehr histaminreicher Nahrungsmittel äußert. Ein Grund dafür kann eine Störung im Methylierungszyklus sein, denn zum Aufbau des Histamin-abbauenden Enzyms HNMT muss die Methylierungsfähigkeit des Körpers intakt sein. Zum Abbau des Histamins wird dieses zunächst methyliert – das bedeutet, im Stoffwechsel wird eine Methylgruppe (chemisch $-CH_3$) an das Histamin geheftet. Kann dieser Schritt nicht in ausreichendem Maße stattfinden, gibt es Schwierigkeiten im Histaminabbau. Eine Unterstützung der MTHFR kann also auch den Abbau von Histamin verbessern.

MTHFR und Entgiftung (Glutathion)

Läuft der Methylierungszyklus langsamer ab, wird weniger Cystein gebildet – eine wichtige Vorstufe für die Bildung von Glutathion, welches aus Cystein, Glutamin und Glycin aufgebaut wird. Ein SNP im MTHFR-Gen hat also auch massive Auswirkung auf die Phase-II-Entgiftung und das Glutathionsystem.

COMT

COMT steht für das Catechol-O-Methyltransferase-Gen und ist ein zentraler Stressregulator im menschlichen Stoffwechsel. Das COMT-Gen codiert für mehrere COMT-Enzyme, die Östrogen und die Neurotransmitter Dopamin, Adrenalin und Noradrenalin abbauen. Bestimmte SNPs (sogenannte Risikoallele) im COMT-Gen können zu gesundheitlichen Problemen führen.

Bei Problemen im Dopamin- und Adrenalinabbau kann es unter anderem zu folgenden Störungen kommen:

- Angst- und Panikstörungen
- hoher Cortisolspiegel
- Aufmerksamkeitsdefizit- oder Hyperaktivitätsstörung (ADHS)
- hoher Blutdruck
- Nervosität
- Schlafprobleme

Ein gestörter Östrogenabbau kann das Risiko für Brustkrebs erhöhen.

Sind ein oder mehrere SNPs im COMT-Gen bekannt, kann auch hier entsprechend ausgeglichen werden.

- So kann zum Beispiel Fisch- oder Algenöl das Gehirn vor dem dauerhaften Stress schützen, der durch überschüssiges Dopamin dort zwangsläufig entsteht.
- Phosphatidylserin schützt nicht nur das Gehirn, es kann auch stressbedingt hohe Cortisolspiegel ausgleichen.

- Antioxidanzien (Substanzen, die die Oxidation anderer Stoffe hemmen) können den oxidativen Stress ausgleichen, der stressbedingt entsteht und zu Gewebeschäden führen kann. Potente Antioxidanzien sind: Vitamin C, A, E, Alpha-Liponsäure, Glutathion und Coenzym Q10.
- Stress verbraucht große Mengen an B-Vitaminen, vor allem Vitamin B_6. B-Vitamine können supplementiert werden.
- Auch Spurenelemente wie Bor, Magnesium und Lithium können bei COMT-SNPs sehr hilfreich sein – vor allem für Menschen, die Wasser aus reversen Osmose-Filteranlagen trinken. Denn dieses Wasser enthält keine Spurenelemente mehr.
- Aminosäuren wie L-Tryptophan, Tyrosin, Phenylalanin oder 5-HTP können ausgleichend wirken.
- Extremsport erhöht das Stresslevel im Körper und sollte bei einer COMT-Problematik vermieden werden. Moderate Sportarten wirken sich hingegen positiv auf das Stresslevel aus.
- Auch Koffein und Rauchen erhöhen das Stresslevel. Bei einer COMT-Mutation kann das bereits zu viel sein.

Du siehst also auch an diesem Beispiel: Ist eine weitere Schwachstelle im Stoffwechsel bekannt (neben der HPU), gibt es meist Möglichkeiten, unterstützende Verhaltensweisen oder Maßnahmen einzuleiten. HPUler können in der Regel ohnehin nicht gut mit Stress umgehen und fühlen sich schnell überfordert. Hat ein HPUler zusätzlich Risiko-SNPs im COMT-Gen, sollte der Stressbewältigung auf allen Ebenen eine ganz besondere Beachtung zukommen.

DAO UND HNMT

Histamin, das vielen HPUlern Probleme bereitet (siehe dazu Seite 41), kann im Körper über zwei unterschiedliche Wege abgebaut werden: über die Diaminoxidasen (DAO) und die Histamin-N-Methyl-Transferasen (HNMT).

Die DAO besteht zu einem Großteil aus Kupfer und benötigt für ihre Funktionsfähigkeit die Kofaktoren Vitamin B_6 (Pyridoxal-5-Phosphat), Vitamin C, Zink und geringe Mengen Mangan. Drei dieser Mikronährstoffe werden bei HPUlern in größeren Mengen mit dem fehlgefalteten Häm ausgeschieden. Die DAO baut das aus der Nahrung stammende oder von Darmbakterien produzierte Histamin im Dünndarm ab. Auch das Mastzellenhistamin, das während der weiblichen Regelblutung in die Gebärmutterhöhle freigesetzt wird, wird von der DAO abgebaut.

Die HNMT befindet sich innerhalb der Zelle und baut dort körpereigenes Histamin aus Mastzellen und dem Gehirn ab. Sie stellt auch das »Back-up« für die DAO dar. Wenn die DAO nicht alles Histamin aus dem Darm abbauen kann, gelangt dieses über die Darmwand ins Blut und so in die Leber. Dort wird es von der HNMT abgebaut. Wie gut die HNMT Histamin abbauen kann, hängt, wie wir bereits beschrieben haben (Seite 41), in erster Linie von der Methylierungsfähigkeit des Stoffwechsels ab, da im ersten Schritt des Abbaus an das Histamin eine Methylgruppe geheftet wird.

Trägt ein HPUler SNPs in Genen des Methylierungszyklus und in den Genen, die für die histaminabbauenden Enzyme codieren, müssen diese Stoffwechselprozesse in der Therapie besonders gestärkt werden. Das geschieht zum einen über eine gute Mikronährstoffversorgung – vor allem mit Zink, Vitamin B_6 in seiner aktiven Form P5P und Mangan. Zum anderen sollte der betroffene HPUler zumindest zu Beginn der Therapie eine übermäßige Histaminzufuhr durch Nahrungsmittel vermeiden, um das System nicht zusätzlich zu belasten. Auch die Darmgesundheit spielt bei diesen Patienten eine entscheidende Rolle. Ein *Leaky Gut* (»durchlässiger Darm«) oder eine bakterielle Fehlbesiedlung des Darms können das Histaminlevel im Darm zusätzlich ansteigen lassen.

MAO-A UND MAO-B

SNPs in den Monoaminoxidase-A- oder -B-Genen (MAO-A, MAO-B) resultieren hauptsächlich darin, dass die Nervenbotenstoffe Serotonin, Dopamin und Noradrenalin zu schnell oder zu langsam abgebaut werden. Beim MAO-B-Gen kann auch der Histaminabbau beeinträchtigt sein. Neben einem Gen-Test kann hier auch ein Neurotransmittertest aufschlussreich sein.

Verändert der SNP das MAO-Enzym so, dass es schneller arbeitet, werden Serotonin, Dopamin und Noradrenalin auch schneller als gewöhnlich abgebaut. Die daraus resultierenden niedrigen Spiegel dieser Botenstoffe können die Entstehung einer Depression begünstigen.

Dieser SNP kann bei HPU besonders problematisch sein, da bei einem Vitamin-B_6-Mangel ohnehin bereits ein niedriger Serotoninspiegel vorliegt.

Auch die Kombination von HPU, MTHFR-SNP und schneller MAO ist problematisch. Sie resultiert in einem langsamen Serotonin-Aufbau durch einen Vitamin-B_6- und 5-MTHF-Mangel. Dazu kommt ein schneller Abbau von Serotonin.

> *Dr. Karsten Ostermann: »Hier kann 5-HTP hilfreich sein. Von der Einnahme von Tryptophan rate ich eher ab, da bei bereits vorhandenen Entzündungen im Körper dann durch beschleunigte IDO-Aktivität (IDO ist das Enzym Indolamin-2,3-Dioxygenase) Kynurenine entstehen (Näheres Seite 119). Die dabei entstehende Chinolinsäure kann schwere neurologische Probleme machen.«*

Arbeitet das MAO-A-Enzym zu langsam, stauen sich Serotonin, Dopamin und Noradrenalin an. Das kann in aggressivem Verhalten, einer ausgeprägteren Reaktion auf Stress und auch einem möglichen Mangel an Empathie resultieren. Auch Alkoholismus, Schlafprobleme, Fibromyalgie, Sozialphobien, Panikstörungen können Resultate eines solchen SNPs sein. Hier liegt die Betonung ganz klar auf »können«. Denn nicht nur unsere SNPs steuern unsere Gefühle und unser Verhalten, sondern ganz maßgeblich auch unser Umfeld, die Menschen, mit denen wir uns umgeben, unsere Glaubenssätze und (Ernährungs-)Gewohnheiten.

Sowohl bei den Risiko-SNPs in den MAO als auch im COMT-Gen spielt das Stressmanagement eine besonders wichtige Rolle. Betroffene sollten lernen, einen persönlichen Weg zur Stressminderung zu finden und diesen fest im Alltag zu verankern. Für den einen kann das eine regelmäßig praktizierte Meditation sein, für den anderen moderate Bewegung in der Natur, Yoga, Massagen, Hobbys oder sogar Spiritualität.

Auch ein stabiler Blutzuckerspiegel mindert den Stress für den Stoffwechsel. Eine Ernährungsweise mit einer moderaten Kohlenhydrataufnahme, viel Gemüse, Proteinen und guten Fetten wirkt sich positiv auf das Stresslevel aus.

Ausgleichend und unterstützend wirken bei einer MAO-Problematik vor allem B-Vitamine, insbesondere Vitamin B_2 (beide MAO-Enzyme benötigen Vitamin B_2 als Kofaktor). Vitamin B_5 und B_6 unterstützen den Abbau von Serotonin. Zink und Progesteron fördern die Funktionsfähigkeit und Herstellung des MAO-Enzyms ebenfalls. Achtung: Ein niedriger Zinkspiegel senkt auch den Progesteronspiegel. Hier sind teilweise »NeuroStress-Tests« hilfreich, um die aktuelle Balance der Neurotransmitter festzustellen.

PEMT

Die Phosphatidyl-Ethanolamin-Methyltransferase (PEMT) ist ein Enzym, das Phosphatidylcholin herstellt. Dieser Stoff ist ein Hauptbestandteil biologischer Membranen und unter anderem wichtig für ein gesundes Gehirn, eine funktionsfähige Leber, eine gute Merkfähigkeit, niedrige Triglyceridwerte (Cholesterin) und eine gesunde Nebenniere. Risiko-SNPs in diesem Gen werden mit einer gestörten Hirnentwicklung, Vergesslichkeit, Muskelschwäche, einer Fettleber, Unfruchtbarkeit und Endometriose in Verbindung gebracht.

Liegt ein entsprechender SNP vor, kann man auch hier ganz einfach durch die Supplementation von Phosphatidylcholin den Gesundheitsrisiken entgegenwirken. Auch Innereien und Eier enthalten viel Cholin.

VORSICHT BEIM EIERKAUF

Eier können stark mit Umweltgiften, auch mit Schwermetallen aus Fischmehl belastet sein. Daher bitte nur Eier aus Biozucht verzehren, am besten mit dem Demeter-Bioqualitätssiegel. Im Gegensatz zu anderen Biohühnern dürfen Demeterhennen nicht mit Fischmehl gefüttert werden.

Wir denken, es ist inzwischen klar geworden, dass wir durch einen Gen-Test beziehungsweise durch die Untersuchung gängiger SNPs viele wertvollen Informationen über die Stoffwechselsituation eines HPUlers gewinnen können. Meist lassen sich Stoffwechselschwächen mit einfachen Mitteln ausgleichen, aber diese müssen bekannt sein!

GLUTATHION-S-TRANSFERASEN: GST-M1, GST-T1, GST-P1

Glutathion ist eine der wichtigsten Entgiftungssubstanzen des Körpers. Glutathion-S-Transferasen sind Enzyme, die das Peptid Glutathion an körpereigene und körperfremde Substanzen heften. Dadurch erhöht sich die Wasserlöslichkeit dieser Stoffe, und sie können leichter ausgeschieden werden. Glutathion wird im Zellplasma aus den drei Aminosäuren Glutamin, Glycin und Cystein gebildet.

Risiko-SNPs in diesen Genen können schwere gesundheitliche Probleme nach sich ziehen. Denn die Aufgabe der Glutathion-S-Transferasen ist es, aktivierte Metaboliten aus der Entgiftungsphase I an Stoffe wie zum Beispiel reduziertes Glutathion zu koppeln. Glutathion ist eine der wichtigsten Entgiftungssubstanzen des Körpers, denn:

- Glutathion entgiftet Chemikalien und Schwermetalle
- Glutathion schützt als hochpotentes Antioxidans die DNA vor Schäden und kann damit die Entstehung von Krebs verhindern
- Glutathion moduliert das Immunsystem und kann so die Entstehung von Autoimmunerkrankungen vorbeugen

Mehr zum Thema Glutathion und dem Glutathionsystem findest du im Kapitel »Das Entgiftungsproblem bei HPU« ab Seite 53.

Bei HPUlern mit Risiko-SNPs lässt sich auch hier gezielt nachhelfen, um die Glutathionproduktion anzuregen. Sollten die GST aufgrund einer Gen-Deletion nicht richtig arbeiten, ist es wichtig, dafür zu sorgen, dass immer eine hochnormale Menge an reduziertem Glutathion zur Verfügung steht. Hochnormal bedeutet, dass der Laborwert im oberen Referenzbereich liegt. Ein SNP der GST-M1 liegt zum Beispiel bei rund 30 Prozent der westlichen Bevölkerung vor.

Gehörst du zu den Betroffenen, ist das kein Grund zum Verzweifeln. Laborversuche haben gezeigt: Die chemische Reaktion der Kopplung der Toxine aus Phase 1 an das Glutathion kann auch ohne die GST-Enzyme ablaufen – wenn auch wesentlich langsamer. Aus Tierversuchen weiß man, dass die Reaktionen umso besser ablaufen, je mehr Glutathion vorhanden ist. Genauere über Glutathion und die Supplementierung liest du im Kapitel »Glutathion als Nahrungsergänzungsmittel« ab Seite 184.

Auch sekundäre Pflanzenstoffe wie Glucosinolate und Indol-3-Carbinol, welche hauptsächlich in verschiedenen Kohlarten vorkommen, können die Leistungsfähigkeit der (verbliebenen) Glutathiontransferasen stark erhöhen. Besonders hohe Mengen davon kommen beispielsweise in den Sprossen von Kresse oder Radieschen vor. Dabei sollte man immer unbedingt auf Bioqualität achten, Sprossenzuchtgläser gibt es in jedem Reformhaus oder Bioladen. Alternativ eignen sich Produkte wie PhytoDoxx von Biogena und der Brokkoli-Extrakt Sulforaphan von Supplementa, um die Entgiftungsphase II und die Transferasen zu aktivieren.

Dr. Karsten Ostermann: »Gerade zu Beginn der HPU-Therapie ist es sinnvoll zu wissen, ob ausreichend Glutathion für die Entgiftungsphase II vorhanden ist. Bei vielen HPUlern liegt zu Beginn ein ausgeprägter Vitamin-B_6-Mangel vor, das zur Bildung von Glutathion benötigt wird«, so die Erfahrung von Karsten Ostermann. »Habe ich bereits zu Beginn der Therapie Informationen darüber, ob die GST genetisch bedingt beeinträchtigt sind, kann ich in diesem Fall zunächst die Entgiftungsphase II stabilisieren, bevor ich mit den HPU-typischen Nahrungsergänzungsmitteln (Zink, Vitamin B_6 und Mangan) die Entgiftungsphase I anrege. Davon profitieren meist vor allem die empfindlichen HPUler mit zahlreichen Begleiterkrankungen, Chemikaliensensitivität und Toxinbelastungen.«

Für Experten

Liegt eine Kombination aus SNPs der MTHFR UND der GSTs vor, ist es noch wichtiger, diesen SNPs Beachtung zu schenken. Bei diesen HPUlern sollten initial das Glutathionsystem und die Produktion von Glutathion optimiert werden, da sowohl eine langsame MTHFR als auch die HPU selbst eine langsame Glutathionproduktion verursachen. Wenn dann noch die GST aufgrund eines SNP fehlen, treten oft Probleme auf. Im Kapitel »Die fünf Säulen der HPU-Therapie in der Praxis« ab Seite 153 gehen wir näher darauf ein. Ein Expertentipp aus Dr. Ostermanns Praxis lautet: Liposomales Glutathion scheint der Gabe von N-Acetyl-Cystein (NAC) und »normalem« reduzierten Glutathion überlegen zu sein, auch wenn es Ansichten gibt, die sagen, dass das Glutathion ja sowieso bei der Aufnahme durch den Darm in seine drei Einzelteile gespalten und in der Zelle wieder zu Glutathion zusammengesetzt werden muss. Es gibt genug Studien, die zeigen, dass man durch die Gabe von reduziertem Glutathion höhere Serumwerte erreicht als durch die Gabe der Vorstufen. Denn der Körper baut ja aus Cystein, Glycin und Glutamin nicht nur Glutathion, sondern auch andere Dinge. Die persönliche Erfahrung durch Messungen lautet, dass dies zutrifft und dass mit liposomalem Glutathion die höchsten Werte zu erreichen sind. Anfangs kann es sogar sinnvoll sein, das Glutathion »am Darm vorbei« direkt intravenös zu geben. Wenn sich nach dem Start der Therapie ein Gleichgewicht eingestellt hat und man weiß, mit welchen Mitteln man die Entgiftung optimal einstellt, kann auf Dauer auch die Gabe von NAC ausreichen. Das ist preiswerter als liposomales Glutathion. Es sollte dabei darauf geachtet werden, ein Reinstoffpräparat einzunehmen. Die meisten günstigen NAC- und ACC-Mittel, die es als Hustenlöser in den Apotheken gibt, enthalten ungesunde Farbstoffe wie E171 (Titandioxid) oder Süßstoffe wie Aspartam.

Durch die Gabe von P5P wird die bei HPUlern häufig geschwächte Entgiftungsphase I wieder besser funktionieren. P5P verbessert die Produktion von funktionsfähigem Häm, das wiederum in den Entgiftungsenzymen der Phase I (CYP) gebraucht wird. In der Entgiftungsphase I entstehen hochgiftige Zwischenprodukte, die der Entgiftungsphase II zugeführt und dort neutralisiert werden müssen. Daher sollte die Entgiftungsphase II immer gestärkt sein, bevor die eigentliche HPU-Therapie mit Zink, P5P und Mangan beginnt.

In erster Linie aber sollten Betroffene den Glutathionverbrauch reduzieren, sich also möglichst wenigen Giftstoffen aussetzen. Das gelingt über eine Ernährung mit biologisch erzeugten und möglichst unverarbeiteten Lebensmitteln, Naturkosmetik und schadstofffreien Reinigungs- und Waschmitteln. Auf Rauchen und Alkoholkonsum sollten HPUler sowieso verzichten.

CYTOCHROME P450 (CYPS)

Als CYPs werden die Enzyme der Gruppe Cytochrome P450 zusammengefasst. Sie alle enthalten Häm und arbeiten in der Entgiftungsphase I. Dort werden Medikamente, Hormone, Toxine, Koffein und zahlreiche weitere chemische Stoffe in Zwischenprodukte umgewandelt, die in der Entgiftungsstufe II abgebaut und ausgeschieden werden können. Wir erinnern uns: Die Herstellung von Häm ist bei HPU eingeschränkt, weshalb wir bei HPU auch von einer primären Störung der Entgiftungsphase I sprechen. Die CYPs sind bei HPUlern also auch ohne besondere Risiko-SNPs in ihrer Leistungsfähigkeit geschwächt.

Risiko-SNPs in diesen Genen können die Entgiftungskapazität zusätzlich herabsetzen und das Risiko für Krebs, neurologische Probleme, Herzinfarkt, Schlaganfall, schwierige Schwangerschaften, Geburtsdefekte beim Kind, Autismus und Autoimmunerkrankungen erhöhen. Je nach betroffenem SNP lässt sich auch hier gezielt gegensteuern. In Anbetracht der zahlreichen (es sind bisher 60 CYP-Enzyme bekannt) unterschiedlichen CYPs können wir an dieser Stelle nicht näher darauf eingehen.

WIE PRAKTISCH VORGEHEN?

Eine genetische Testung, die SNPs aufspürt, kann für die HPU-Therapie sehr hilfreich sein. Der Markt an genetischen Testungen ändert sich ständig. Gut für dich als HPUler: Die Tests werden mit der Zeit immer günstiger.

GENTESTS IN DEUTSCHLAND

Labore in Deutschland analysieren zwar deine SNPs – allerdings nicht alle, und in den meisten Fällen musst du für jedes Gen einzeln bezahlen. So kommen bei fünf bis zehn Genen schnell um die 1000 Euro zusammen. Der große Vorteil dabei: In Deutschland unterliegen deine genetischen Daten wie andere medizinische Untersuchungen strengen Datenschutzvorschriften.

GENTESTS AUS DEN USA UND ENGLAND

In den USA sind umfangreiche Genanalysen bereits für 90 bis 300 Euro zu bekommen. Die US-amerikanischen Anbieter 23andme und Ancestry sorgten jedoch bereits für Schlagzeilen, weil sie die Daten ihrer Kunden an Pharmakonzerne verkauft hatten. Wer hier Bedenken hat, kann beim Namen und dem Geburtsdatum tricksen.

Das Testlabor MTHFR-Genetics in England schließt eine Weitergabe der Daten in seinen Datenschutzrichtlinien aus. Derzeit erhält man als Selbsttester hier mit rund 650 000 analysierten SNPs eine der umfangreichsten SNP-Analysen auf dem europäischen Markt.

Auch die Auswertung der Daten ist sehr anwenderfreundlich. Zusätzlich zu den Rohdaten erhält der Nutzer einen »genetischen Variationsreport«, in dem etwa 250 SNPs auf Englisch näher beleuchtet werden. Alle Aussagen zu den SNP-Konstellationen sind mit wissenschaftlichen Studien belegt und übersichtlich dargestellt. Regulär wird der Test für 199 Britische Pfund, also etwa 230 Euro angeboten. Hin und wieder gibt es Rabattaktionen.

> *Dr. Karsten Ostermann: »Ich nutze in meiner Praxis inzwischen Gen-Tests von Self Decode. Der Patient muss sie selbst bestellen, Speichel zu Hause abgeben, und kommt mit den Ergebnissen dann zu mir. Zur Auswertung nutze ich unter anderem das Analyseprogramm von Self Decode für Therapeuten.«*

Achtung: Bei keinem der uns bekannten Anbieter für gesamte Genanalysen werden alle GST mitgetestet. Spezielle Entgiftungsprofile auf genetischer Ebene bieten beispielsweise folgende deutsche Labore an:

- Institut für Pharmakogenetik und genetische Disposition (IPgD)
- Institut für Medizinische Diagnostik Berlin-Potsdam GbR (IMD)
- Biovis' Diagnostik MVZ GmbH

Einstieg ins Thema SNPs

Allen Patienten und Therapeuten, die sich neu mit dem Thema SNPs und ihren Auswirkungen auf Stoffwechsel, Gesundheit und Wohlbefinden befassen möchten, empfehlen wir zum Einstieg das Buch *Schmutzige Gene* des amerikanischen Arztes Dr. Ben Lynch. Auch sein englischsprachiger Podcast *Dirty Genes* ist sehr informativ. Auf der Homepage von SNPedia kannst du nach einzelnen SNPs und ihren möglichen Auswirkungen auf deinen Stoffwechsel suchen (siehe Anhang).

3

Das Entgiftungsproblem bei HPU

In unserem Körper finden pro Sekunde bis zu 100 000 chemische Reaktionen statt. Jede Zelle nimmt verschiedene Nährstoffe auf, die für unterschiedliche Zwecke umgebaut werden. In diesem sogenannten Stoffwechsel entstehen dabei auch zahlreiche toxische Abfallstoffe, welche entgiftet und aus dem Organismus entfernt werden müssen, damit durch sie kein Schaden entsteht und wir gesund bleiben. Diese Abfallstoffe werden in das Zwischenzellgewebe (Matrix) abgegeben und von dort in die Lymphe und das Blut abtransportiert, um sie dann auszuscheiden. Einige wasserlösliche Stoffe scheidet der Körper direkt über die Nieren mit dem Urin aus. 90 Prozent der Gifte gelangen zunächst in die Leber, werden dort umgewandelt und schließlich ausgeschieden. Da es hier also nicht nur um Entgiftungsprozesse, sondern auch um Umwandlungsprozesse geht, nennen wir diesen Prozess auch Biotransformation. Ebenfalls an der Entgiftung beteiligt sind die Gallenblase, der Darm, die Haut und die Lunge.

UMWELTGIFTE UND IHRE AUSWIRKUNGEN

Sofern die Ausscheidungsorgane gesund sind, kommt unser Entgiftungssystem mit den körpereigenen Toxinen gut zurecht. Schwierig wird es, wenn zu viele körperfremde Stoffe auf unser Entgiftungssystem einströmen. Denn dafür ist es von Natur aus nicht ausgerichtet.

Zum einen sind diese vom Menschen selbst erzeugten, künstlichen Gifte für unser System unbekannt. Denn viele dieser Toxine werden von der Industrie erst seit einigen Jahrzehnten produziert und gelangen hauptsächlich über die Nahrungskette, aber auch direkt über die Atemluft oder über Hautkontakt in unseren Körper. Zum anderen bleiben viele dieser Toxine über viele Jahre im Binde-, Fett-, und Nervengewebe gebunden, denn wir können sie nur sehr langsam wieder ausscheiden. Einige Gifte wie zum Beispiel Schwermetalle, Dioxine und Insektizide reichern sich über die Jahre mehr und mehr an und setzen unsere Zellen unter enormen Stress. Inzwischen ist es unumstritten, dass die zunehmende Belastung mit toxischen Metallen, Chemikalien, radioaktiver und auch Funkstrahlung (Mobilfunk oder WLAN) zur Entstehung von chronischen Erkrankungen wie Krebs, Autoimmunerkrankungen, Herz-Kreislauf-Erkrankungen, Allergien und anderen häufigen Krankheiten beiträgt.

> *Dr. Karsten Ostermann: »Im Zeitalter der drastischen Zunahme an Umweltgiften, denen man mittlerweile nirgends auf der Welt mehr entkommen kann, sollte jeder die Grundlagen der Entgiftungssysteme im Menschen verstanden haben und umsetzen – genauso, wie man auch jeden Tag seine Zähne putzt. Wichtig ist vor allem zu wissen, was man tun kann, um die Exposition gegenüber den häufigsten Umweltgiften zu verringern.«*

Das gilt grundsätzlich für jeden Menschen. Wer jedoch von einer Entgiftungsstörung wie der HPU betroffen ist, der muss häufig noch etwas mehr für sein System tun, um seine Entgiftung optimal zu unterstützen.

WIE GELANGEN GIFTE IN DEN KÖRPER?

Heutzutage wissen wir, dass sich Giftstoffe überall in unserer Umgebung befinden, und es ist auch klar, dass es keinen sicheren Weg gibt, sich gänzlich vor dem Kontakt zu schützen. Doch der Körper nimmt nicht nur durch Luft- oder Lichtverschmutzung, Nahrungsmittel oder Strahlungen Toxine auf, sondern er stellt sie auch selbst her.

ENDOGENE TOXINE

In unserem eigenen Stoffwechsel müssen unablässig Stoffe um- und abgebaut werden, damit wir sie verwerten können. Dabei entstehen auch immer wieder giftige Zwischenprodukte, die wir umwandeln müssen, damit sie uns nicht schaden. Zum Beispiel entsteht beim Abbau von Eiweißen in die einzelnen Aminosäuren das giftige Ammoniak, das in der Leber entgiftet werden muss. Ein Prozess, bei dem auch Vitamin B_6 eine Rolle spielt, wie wir noch sehen werden. Auch Hormone müssen ständig nicht nur auf-, sondern auch wieder abgebaut werden, genauso wie unsere Nervenbotenstoffe. Zudem ist unser Immunsystem ständig mit Bakterien, Viren und Pilzen und deren Toxinen konfrontiert, welche nach einer Immunreaktion ebenfalls unschädlich gemacht werden müssen. Dies sind alles normale Biotransformationen, die ständig ablaufen und von unserem Entgiftungssystem erledigt werden.

DIE QUELLE VON GIFTEN

»Endogen« bedeutet, dass der Körper etwas selbst herstellt, ein Stoff also innen entsteht. »Exogen« beschreibt das Gegenteil, also von außen eintretend oder eindringend. Es gibt Gifte, die im Körper entstehen und solche, die von außen zugeführt werden.

EXOGENE TOXINE

Unser Entgiftungssystem ist zwar für die endogenen Gifte von der Biologie maßgeschneidert, kommt mit den vom Menschen gemachten Umweltgiften, die von außen in den Körper eindringen (Xenobiotika) aber weit weniger gut zurecht. Exogene Toxine, gelangen am häufigsten über die Nahrung, Kosmetika, Zahnfüllungen und über die Luft (Löse- und Flammschutzmittel, Hausstaub) in unseren Körper.

Den Großteil dieser Xenobiotika nehmen wir mit unserer Nahrung auf. Scheinbar gesunde Lebensmittel können stark belastet sein: Zum einem wird empfohlen, mindestens einmal pro Woche fettigen Fisch zu essen, weil er gesunde Fette enthält, die in anderen Nahrungsmitteln zu wenig vorkommen und gut für das Herz, die Blutgefäße und das Gehirn sind. Andererseits wissen wir aber auch durch Studien, dass Fisch mitunter sehr hohe Mengen an den Schwermetallen Quecksilber und Blei enthält, welche wiederum unter anderem Herz-, Gefäß- und Nervenerkrankungen begünstigen können. Dadurch sind viele Menschen verunsichert und wissen nicht so recht, wie man mit diesen Informationen umgehen soll. Wir empfehlen HPUlern, aus dem Meer stammende Lebensmittel als Genussmittel zu sehen und den Verzehr stark einzuschränken. Die für uns notwendigen Omega-3-Fette lassen sich durch hochwertige und geprüfte Nahrungsergänzungsmittel zuführen, doch dazu später mehr (Seite 184).

SO STARK BELASTET SIND UNSERE LEBENSMITTEL

Viele Menschen haben schon einmal gehört, dass Lebensmittel wie Eier, Fisch, Fleisch, Gemüse und Wildfleisch mit Schwermetallen belastet sein können und dass diese für unsere Gesundheit schädlich sind. Das eigentliche Ausmaß dieser Tatsache ist jedoch nicht jedem bewusst. Eine Untersuchung des Bundesinstituts für Verbraucherschutz und Lebensmittelsicherheit (BVL) auf Quecksilber, Blei und Cadmium hat gezeigt, dass von mehr als 28 000 Lebensmitteln nur rund acht Prozent keine Belastung zeigten. Die restlichen 92 Prozent waren mit Schwermetallen belastet. Eine andere Untersuchung des BVL aus dem Jahr 2011 zeigte, dass Lebensmittel oft sogar mehrere Schwermetalle gleichzeitig enthalten.

Diese toxischen Metalle stammen nicht nur aus Verunreinigungen der Böden, des Wassers und der Luft und gelangen dann über die Nahrungskette auch zu uns Menschen. Sie werden auch bewusst in unsere Nahrungsmittel in Form von Farbstoffen, Trennmitteln, Stabilisatoren oder Triebmittel eingebracht.

TOXINBELASTUNGEN KÖNNEN ENTZÜNDUNGEN AUSLÖSEN

In konventionellen Lebensmitteln sind in Deutschland mehr als 300 Zusatzstoffe gesetzlich erlaubt. Diese Lebensmittelzusatzstoffe sollen die Haltbarkeit verlängern, den Geschmack verbessern oder das Aussehen positiv beeinflussen und müssen als sogenannte E-Nummern auf den Lebensmitteln angegeben werden. Sie gelten zwar als unbedenklich, und das Bundesinstitut für Risikobewertung gibt regelmäßig Stellungnahmen zu diesem Thema ab. Allerdings weichen die Einschätzungen auf Unbedenklichkeit vieler Experten voneinander ab. Zudem finden sich oft Warnhinweise für Allergiker oder Asthmatiker, da viele der mit E gekennzeichneten Zusatzstoffe auch Allergien auslösen können. Es wird kontrovers diskutiert, ob diese Stoffe überhaupt die Darmbarriere passieren können. Das schließen manche Experten aus, andere Untersuchungen zeigen das Gegenteil. So konnte man zum Beispiel in Immunzellen des Darmabwehrsystems metallhaltige Zusatzstoffe wie Titandioxid (E 171) und Aluminiumsilicat (E 559) finden. Es ist mittlerweile bekannt, dass viele Menschen allergisch auf diese Stoffe reagieren. Das Fatale daran: Diese Reaktionen bleiben oft unbemerkt. Sie führen aber zu sogenannten stillen Entzündungen *(silent Inflammation)*, die einen nicht direkt spürbaren Entzündungsstress im Körper auslösen und andere Entzündungen auslösen oder verstärken.

Aktuell gibt es wieder Diskussionen um die eventuell krebserregende Wirkung von Titandioxid (E 171), das als weißer Farbstoff zum Beispiel in Medikamenten oder Nahrungsergänzungsmitteln eingesetzt wird.

Achtung: Jede noch so geringe Menge dieser toxischen Metalle sammelt sich im Körper an und muss sehr langsam wieder entgiftet werden. Daher ist es wichtig, vor allem als HPUler, so wenige dieser Stoffe aufzunehmen wie nur irgendwie möglich. Achte daher beim Einkaufen unbedingt darauf, dass deine Lebensmittel keine E-Stoffe enthalten.

Die am häufigsten in Lebensmitteln vorkommenden toxischen Metalle sind Cadmium, Blei, Quecksilber und Aluminium. Diese tragen maßgeblich zu unserer toxischen Gesamtbelastung bei.

POTENZIERUNG DER GIFTWIRKUNG

Zwar gibt es für alle Toxine Grenzwerte, die nur selten überschritten werden. Was aber häufig außer Acht gelassen wird, ist die toxische Gesamtsituation, die weitaus gefährlicher ist, als die einzelnen Grenzwerte beziehungsweise Höchstmengen vortäuschen. So hat man die toxischen Auswirkungen der einzelnen Metalle gut erforscht und entsprechende Grenzwerte festgelegt. Was geschieht aber, wenn verschiedene toxische Metalle und auch andere Gifte im Körper aufeinandertreffen? Inzwischen hat man auch die Wechselwirkungen unter den Metallen besser erforscht und kommt zum Ergebnis, dass die gemeinsame Wirkung wesentlich größer ist als nur die Summe aller Einzelwirkungen, sodass man hier nicht von einer Aufsummierung, sondern von einer Potenzierung der toxischen Wirkung ausgehen muss.

So kann es dazu kommen, dass jedes im Körper vorkommende toxische Metall sich noch unterhalb des als unbedenklich geltenden Grenzwertes befindet, wobei zusammen aber eine weitaus giftigere Mischung entstanden ist, die dann sehr wohl zu chronischen Erkrankungen wie Krebs, Bluthochdruck, Autoimmunerkrankungen und Allergien führen kann. Und wenn man bedenkt, dass wir vielen tausend chemischen Stoffen ausgesetzt sind, ist es nicht leicht, Grenzwerte für toxische Mischungen zu bestimmen. Auf Kinder, alte Menschen oder Personen, die bereits an Erkrankungen leiden, haben diese Mischungen mutmaßlich eine noch stärkere Wirkung als auf Gesunde.

Bis das Zusammenspiel der Toxine eines Tages genauer untersucht sein wird, bleibt uns nur die Möglichkeit, alles an Wissen zu beherzigen und die

Zufuhr von allen Toxinen, die wir bereits kennen und deren Aufnahme wir beeinflussen können, so gering wie möglich zu halten.

AKUTE VERSUS CHRONISCHE TOXINBELASTUNGEN

Ein weiteres Problem: Die festgelegten Grenzwerte für toxische Stoffe sind hauptsächlich für akute Belastungen erstellt und untersucht worden, nicht aber für eine langsame, chronische Belastung. Akute Belastungen kommen äußerst selten vor und sind hauptsächlich im beruflichen Umfeld, in der Industrie oder in Laboren anzutreffen. Weitaus häufiger und eigentlich die Regel sind die chronischen Belastungen mit oft täglicher Aufnahme an geringen Mengen von mehreren toxischen Metallen.

Eine chronische Metallbelastung bleibt oft viele Jahre unentdeckt. Meist wird sie gar nicht diagnostiziert. Unser Entgiftungssystem hat mit diesen Toxinen auch schwer zu kämpfen, da diese Metalle fettlöslich sind und sich fest in unserem Gewebe binden. Wir können sie nur sehr langsam wieder ausscheiden. Die Halbwertszeit von Quecksilber im Menschen liegt bei etwa 18 bis 30 Jahren – je nach Gewebe und individueller Entgiftungskapazität des Menschen. Das bedeutet, dass die Hälfte der Gesamtmenge an Quecksilber im Körper erst nach 18 bis 30 Jahren nach der Aufnahme in den Körper ausgeschieden wird.

Beim Lebensmittelmonitoring des Bundesinstituts für Verbraucherschutz und Lebensmittelsicherheit aus dem Jahr 2011 fanden sich nur in Einzelfällen Überschreitungen der Grenzwerte in Lebensmitteln, wobei nach den Vorgaben dieses Instituts in Lebensmitteln tierischer Herkunft wie Eiern, Kalbfleisch, Hering, Krabben, Thunfisch bis zu 10 Milligramm pro Kilogramm Quecksilber, 40 Milligramm pro Kilogramm Arsen, 8 Milligramm pro Kilogramm Cadmium, 20 Milligramm pro Kilogramm Blei und 3000 Milligramm pro Kilogramm Aluminium gleichzeitig enthalten sein dürfen – enorme Mengen, gerade wenn diese im Körper akkumulieren.

Die Quecksilberbelastung in den Meeren ist in den letzten Jahren dramatisch gestiegen im Vergleich zur Zeit vor der Industrialisierung, sodass heutzutage nahezu alle Lebewesen aus dem Meer belastet sind. Tiere am Ende der Nahrungskette, wie zum Beispiel der Thunfisch, zeigen die größte Belastung. An dieser Stelle sei angemerkt, dass auch Algen eine hohe Belastung an toxischen Metallen aufweisen können. Auch wird immer wieder auf eine mögliche Belastung von ayurvedischen Kräutern mit Blei und Quecksilber hingewiesen, sodass zum Schutz für Verbraucher seit dem 1. Juli 2009 Nahrungsergänzungsmittel, die die rechtlich festgelegten Höchstmengen an Blei, Cadmium und Quecksilber überschreiten, aus dem Verkehr genommen werden. Leider werden aber aus Kostengründen nicht alle Lebens- und Nahrungsergänzungsmittel auf Schadstoffe untersucht, sodass man sich bei der Auswahl vorher gut informieren sollte. Informationen dazu liefern gemeinnützige Vereine wie Foodwatch e. V. oder auch das Bundesamt für Verbraucherschutz und Lebensmittelsicherheit.

Nun sind unsere Lebensmittel nicht nur durch Schwer- und Leichtmetalle, sondern unter anderem auch durch Insektizide, Pestizide, Flammschutzmittel, Lösemittel, Weichmacher, Mikroplastik und Antibiotika in der Tierhaltung belastet. Die meisten dieser Verbindungen sind fettlöslich und werden gut und lange in unserem Körper gespeichert und sind zudem schwer im Körper nachzuweisen.

Auch unser Trinkwasser wird immer mehr durch Schadstoffe belastet. Häufig sind Schwermetalle, Hormone, Medikamentenrückstände, Abbauprodukte von Drogen und Röntgenkontrastmittel gerade in Ballungsgebieten messbar. In älteren Häusern sind noch Bleileitungen vorhanden, sodass eine Trinkwasseranalyse auf Metalle sinnvoll sein kann. Andere Rückstände sind häufig nur in geringen Spuren messbar, die meist die Grenzwerte nicht überschreiten. Doch auch hier gilt das Prinzip: Eine Mischbelastung potenziert ihre giftige Wirkung!

QUELLEN UND WIRKUNG DER GIFTSTOFFE, DIE WIR TÄGLICH AUFNEHMEN

Diese unvollständige Tabelle soll dir zeigen, wo du in deinem Alltag möglicherweise Giftstoffbelastungen ausgesetzt bist. Denn nur wer die Belastungen kennt, ist überhaupt in der Lage, sie zu vermeiden.

Giftstoff	Vorkommen	Wirkung
Aluminium	Lebensmittelzusatzstoffe (E 173, E 520, E 521, E 523, E 541, E 554, E 555, E 556, E 559, E 1452), Kosmetika (Deodorants), Wasserfilter, Dentalzemente, Tonerstaub, Adjuvans (Hilfsstoff) in Impfstoffen, aluminiumhaltiges Kochgeschirr, Konserven- und Getränkedosen, Tetrapacks, Backpulver, Weißmehl, Kaffeeweißer, Schmelzkäse, aluminiumhaltige Antazida, Durchfallmittel, manche Lipidsenker	• Lipidperoxidation • Schädigung von Zellmembranen und Mitochondrien • Hemmung der ATP-Synthese • Akkumulation in Knochen, Gehirn, Leber, Niere • Schädigung von Astrozyten und Neuronen • Verdrängung von Eisen, Störung des Eisen- und Kaliumstoffwechsels • erhöhte Eisen- und Zinkausscheidung • allergische Sensibilisierungen
Antimon	PET-Flaschen, Dentalzemente, Kosmetika, Tonerstaub, Autoabgase, Luftbelastung in Schießständen	• Induktion von oxidativem Stress • Störung von zellulären Stoffwechselwegen durch Interaktion mit Proteinstrukturen
Arsen	Fisch, Reis, Obstanbau, Wein, Pilze, Meeresfrüchte, Meeresalgen, Müllverbrennung, Tabakrauch	• Hemmung der Produktion und Aktivität von ATP • Hemmung der DNA-Reparatur • gesteigerte Ausscheidung von Selen • Verbrauch von Glutathion
Barium	Tattoofarben, Trinkwasser, Kontrastmittel in Medizin und Zahnmedizin	• Interaktion mit Kalium- und Kalziumkanälen auf Nervenzellen • Neurotoxizität (Fähigkeit zur Schädigung des Nervensystems) • gesteigerte Toxizität von Arsen

Giftstoff	Vorkommen	Wirkung
Beryllium	Staubpartikel aus Industrie und Kohlekraftwerken, Müllverbrennung	• oxidative Schädigung der DNA • allergische Sensibilisierung bei inhalativer Exposition Berylliose
Bismut	Kosmetika, Pharmaka zur Behandlung einer Helicobacter-pylori-Infektion	• Destabilisierung von Zellmembranen • in höheren Dosen nephrotoxisch
Blei	Trinkwasser, Waldpilze, Innereien, Muscheln, Staub, Tabakrauch, belasteter Tee, Keramikgeschirr, Müllverbrennung, Mineraldünger	• verminderte Entgiftungsleistung durch Hemmung der Glutathion-Peroxidase • Steigerung des Bedarfs an Antioxidanzien • Störung der Hämoglobinsynthese • Verdrängung von Kalzium • Bildung und Ablagerung von Bleiphosphat in Knochen und Zähnen • Hemmung der Eisen- und Zinkverwertung • Induktion von Autoimmunreaktionen
Bor	Waschmittel, Kunstdünger, belastetes Trinkwasser, Holzschutzmittel	• Induktion von Tumornekrosefaktor alpha (TNF-α) • Störung des Kalziumhaushaltes • verminderte Spermienqualität
Brom	bromierte Flammschutzmittel in Matratzen, Polstermöbeln, Textilien, Elektrogeräten, Wärmedämmung im Hausbau, mit Bromid behandelte Agrarprodukte, Agrarprodukte aus Schiffscontainern, Altlasten im Boden, Hausstaub, bestimmte Medikamente	• Inflammation • hormonelle Disruption • Veränderung des Schilddrüsenstoffwechsels • Es gibt Hinweise auf eine Interaktion mit Jod.

Giftstoff	Vorkommen	Wirkung
Cadmium	Gemüse, Waldpilze, Schalentiere, Innereien, Instantkaffee, Gelatine, Konservendosen, Tabakrauch, E-Zigaretten, Tattoofarben, zahntechnische Lote, industrieller Phosphatdünger, Insektizide, Leuchtfarben, Klärschlamm, Rostschutzmittel	• verminderte Entgiftungsleistung durch Hemmung der Glutathion-Peroxidase • Verdrängung von Zink • Schädigung der DNA • Mutationen • Hemmung der Funktion von Makrophagen und B-Lymphozyten • allergische Sensibilisierung
Caesium	Waldpilze, Wild	• DNA-Schädigung bei Aufnahme radioaktiver Isotope
Cer	Dieselabgase, Glaspolituren, Energiesparlampen	• Steigerung der Produktion freier Radikale • zytoxische Wirkung (insbesondere auf Makrophagen) • Hemmung der Proteinsynthese • Steigerung der Prothrombinsynthese
Chrom	Endoprothesen, Dentallegierungen (NEM, also Nicht-Edelmetall), zahntechnische Lote, Tattoofarben, Modeschmuck, Leder, Besteck, Entwicklerfarbstoff in der Farbfotografie, Müllverbrennung, E-Zigaretten, Tabakrauch	• allergische Sensibilisierungen • oxidativer Stress • Die durchgeführte Analyse unterscheidet das hochgiftige sechswertige Chrom nicht vom weniger reaktiven dreiwertigen Chrom.
Desinfektionsmittel	Reinigungsmittel, WC-Reiniger, Waschmittel	• neurotoxisch • allergische Sensibilisierungen • hautreizend
Eisen	Eisenüberladung durch Störungen des Eisenstoffwechsels, Überdosierung von Eisenpräparaten	• Bildung freier Sauerstoffradikale (Fentonreaktion) • oxidative Schädigung von Membranen und zytotoxische Effekte • mitochondriale Dysfunktion
Formaldehyd	Pressspanleim (Möbel)	neurotoxisch

Giftstoff	Vorkommen	Wirkung
Gadolinium	Kontrastmittel bei MRT-Untersuchungen, belastetes Trink- und Grundwasser	• *Gadolinium Deposition Disease* (»Gadolinium-Ablagerungskrankheit«) • bei Niereninsuffizienz Auslösung einer nephrogenen systemischen Fibrose (NSF) • Einlagerung in Knochen, Leber und Gehirn • Blockierung von Kalziumkanälen • verminderte Kontraktilität des Myokards • Gerinnungsstörung
Gold	Dentallegierungen, Schmuck, Arzneimittel, Ziervergoldungen (Brillengestelle, Porzellan, Glas), Farben, Lebensmittelzusatzstoff E 175 (Gold) in Süßigkeiten, Haarfärbemittel, Cremes, Deos, Kosmetika	• mögliche Leber- und Nierenschäden • Veränderung des Blutbildes • allergische Sensibilisierung
Insektizide, Herbizide (zum Beispiel Glyphosat)	Landwirtschaft (Getreide, Bier)	• potenziell krebserregend • verdrängt Glycin • schädigt Embryonal- und Plazentazellen
Kobalt	Endoprothesen, Modeschmuck, Besteck, Bleich- und Färbemittel für Haare, Kunstdünger, NEM-Legierungen (NEM, also Nicht-Edelmetall), zahntechnische Lote, Blaupigmente im Geschirr, Tattoofarben, Tonerstaub	• oxidative DNA-Schädigung • Mutationen • systemische Entzündung und Entzündung des Endothels • Neurotoxizität • Aktivierung der Leukotrien-B4-Synthese in • Granulozyten • allergische Sensibilisierungen

Giftstoff	Vorkommen	Wirkung
Kupfer	Trinkwasser aus Kupferleitungen, kupferreiche Lebensmittel (Nüsse, Fisch, Austern) und Supplemente (Algen, Mineralstoffkomplexe), Dentallegierungen, Intrauterinpessare (Spirale), Braukessel, Lötdämpfe, Pigmente, Zigaretten	• oxidative Schädigung von zellulären Strukturen • Zytotoxizität (die Fähigkeit, Zellen und Gewebe zu schädigen) • Hemmung der Funktion von B-Lymphozyten und Makrophagen • allergische Sensibilisierungen
Molybdän	Endoprothesen, Dentallegierungen (NEM)	• Zellschädigung durch oxidativen Stress • allergische Sensibilisierungen
Nickel	Nüsse, Bananen, Kaffee, Kakao, Schokolade, Trinkwasser (vor allem, wenn in Armaturen abgestanden), Dentalwerkstoffe, zahntechnische Lote, Endoprothesen, Modeschmuck, Piercing, Tattoofarben, Kosmetika, Textilfarben, Besteck, Töpfe, Kaffeemaschinen, Industrieemissionen, Tabakrauch, Tonerstaub	• Schädigung der DNA durch Verdrängung von Magnesium aus dem Heterochromatin • Modifikation der epigenetischen Prägung • Aktivierung der Leukotrien-B4-Synthese in Granulozyten • allergische Sensibilisierungen
Palladium	Dentallegierungen, Schmuck, Farbstoffe, Piercing	• oxidativer Stress durch Glutathionverbrauch • allergische Sensibilisierungen
Platin	Schmuck, Dentallegierungen, Zytostatika	• allergische Sensibilisierungen • oxidative DNA-Schädigung
polyzyklische aromatische Kohlenwasserstoffe (PAK)	Parkettkleber	• krebserregend • Hautdepigmentierung

Giftstoff	Vorkommen	Wirkung
Quecksilber	Amalgam, Fisch, Meeresfrüchte, Energiesparlampen, Neonröhren, Kontaktlinsenreiniger	• verminderte Entgiftungsleistung durch Hemmung der Glutathion-Peroxidase • Blockade von Selen • Verdrängung von Eisen und Kupfer • mitochondriale Dysfunktion • nach Umwandlung durch Darmbakterien in Methylquecksilber Passage der Blut-Hirn-Schranke • allergische Sensibilisierungen
Silber	Schmuck, Amalgam und andere Dentallegierungen, Trinkwasserfilter, Antiseptika, Fotoentwickler, Textilien, Kosmetika	• reagiert mit Thiolgruppen und anderen funktionellen Gruppen von Proteinen und Enzymen • zerstört Zellmembranen • stört Mitochondrienstoffwechsel • Zytotoxizität • allergische Sensibilisierungen
Strontium	Trinkwasser, Getreide	• Verdrängung von Kalzium • Einbau in den Knochen • Radioaktives Strontium kann die DNA schädigen.
Thallium	Emissionen aus Kohlekraftwerken, Insektizid	• Verdrängung von Kalium • neurotoxische Effekte • Störung zahlreicher Stoffwechselwege
Titan	Kosmetika, Färbung von Arznei- und Nahrungsergänzungsmitteln, Endoprothesen, Zahnersatz (Titanimplantate)	• Entzündungsreaktion auf Titanoxidpartikel
Uran	Trinkwasser, Mineral- und Heilwasser, Gemüse, Getreide, Fisch	• Störung des Knochenstoffwechsels • verminderte T-Zell-Zahl • DNA-Schädigung durch radioaktive Isotope

Giftstoff	Vorkommen	Wirkung
Vanadium	Dentalwerkstoffe, Farbstoffherstellung	• Schädigung von Mitochondrien • allergische Sensibilisierungen
Weichmacher (Phthalate)	Plastikgegenstände, PVC-Fußböden, Plastikspielzeug, Produktverpackungen, Lacke, Dichtungsmasse, polychlorierte Biphenyle (PCB)	• Kreidezähne • hormonähnliche Wirkung • schädigen Leber, Nieren und Hoden • Hemmung der Immunabwehr • krebserregend
Zinn	Konservendosen, Modeschmuck, Amalgam und andere Dentallegierungen, Dentalzemente, Zahnpflegemittel (Zinnfluorid), Anstrichfarben, Tonerstaub	• allergische Reaktionen • Die durchgeführte Analyse unterscheidet nicht zwischen hochtoxischen organischen Zinnverbindungen und weniger giftigem, anorganischem Zinn.
Zirkonium	Deodorants, Zahnersatz	• Hierfür gibt es in der Literatur bisher wenig Belege.

(Quelle: IMD, Institut für medizinische Diagnostik Berlin)

EXOGENE GIFTE AUS DEM MUNDRAUM

Auch unser Mundraum kann eine Quelle für eine Belastung mit toxischen Metallen in unserem Körper sein. Das bekannteste Problem sind wohl die Amalgamfüllungen, welche bis zu 50 Prozent Quecksilber enthalten können, aber auch alle anderen Metalle wie in Kronen aus Gold, Inlays, Brackets oder Retainer.

Mit unserem Speichel gelangen die Metallionen in den Darm. Dort schädigen sie die Darmschleimhaut und können zu einem sogenannten *Leaky Gut* (»durchlässiger Darm«), einer Permeabilitätsstörung der Darmwand, führen. Quecksilber, Aluminium und Blei können Immunreaktionen sowohl befeuern als auch unterdrücken. Letzteres wird vor allem beim Gold beobachtet. Daher wird gerade Gold bei Autoimmunerkrankungen auch therapeutisch zur Unterdrückung des Immunsystems angewendet. In einem Speicheltest oder

Kaugummi-Speicheltest können diese Verbindungen im Mundraum nachgewiesen und durch spezialisierte Zahnärzte entfernt werden. Im Mundraum können nicht nur Metalle problematisch sein, sondern auch Kunststofffüllungen, Kleber oder andere Materialien.

Auch »tote Zähne«, wurzelgefüllte Zähne oder eine fettige Kieferostitis (NICO) können dazu führen, dass sich neben Entzündungsbotenstoffen, die andere Entzündungen triggern oder verstärken, auch Eiweißfäulnisprodukte und »Leichengifte« wie Thioäther und Mercaptane bilden. Diese Stoffe können zum Beispiel die Enzyme der ATP-Gewinnung um bis zu 70 Prozent blockieren, was wiederum andere Entgiftungsprozesse lahmlegt und zu einem Energieabfall führt.

EXOGENE GIFTE AUS DER LUFT UND DEM WOHNRAUM

Selbst in unseren eigenen vier Wänden sind wir nicht vor Umweltgiften geschützt. Viele Möbel, vor allem die aus Spanplatten, gasen Formaldehyd aus, das sehr gesundheitsschädlich ist, Reizungen hervorruft, Allergien auslösen kann und als wahrscheinlich krebserregend eingestuft ist. Auch Holzmöbel aus Vollholz sind nicht grundsätzlich giftfrei, denn sie können mit toxischen Holzschutzmitteln behandelt worden sein. Aber auch in Farben und Lacken wie auch in Dämmstoffen können diese oder ähnliche, moderne Stoffe enthalten sein.

Auch Teppiche oder Kunststoffböden können sogenannte flüchtige organische Verbindungen (VOC) ausgasen. Teppiche, Polstermöbel, sämtliche Textilien, auch Kleidung, können Rückstände von Flammschutzmitteln und Insektiziden enthalten. Häufig können hier Pyrethroide oder ähnliche Insektizide nachgewiesen werden, die stark neurotoxisch sind und Erkrankungen wie Morbus Parkinson auslösen können. Diese Insektizide sind übrigens auch in Flohschutzmitteln für Haustiere enthalten ebenso wie in anderen Insektenvernichtungsmitteln. Sie gelangen über die Haut in den Körper. Besonders der Einsatz sogenannter *Fogger* (»Vernebler«), mit denen man bei einem Insektenbefall ganze Räume ausnebelt, sind sehr bedenklich. Auch Weichmacher in Kunststoffböden wie Phthalate und Isocyanate sind problematisch.

Elektronische Geräte dünsten meist Flammschutzmittel, die PBDEs (polybromierte Diphenylether) enthalten, aus, die über den Hausstaub inhaliert werden und den Körper nachweislich belasten. Das Bundesinstitut für Risikobewertung hat PBDEs bereits in Blut und Muttermilch nachgewiesen. Mittlerweile gibt es auch hier Umweltzeichen wie den Blauen Engel, der nur ausgegeben wird, wenn unbedenkliche Stoffe verwendet wurden.

DEM GERUCHSSINN VERTRAUEN

Grundsätzlich gilt: Wenn ein Möbelstück, eine Matratze oder ein Spielzeug stark riecht, sollte man genau prüfen, ob es bedenkenlos verwendet werden kann. Auch sollten ohnehin alle Räume immer wieder gut gelüftet werden. Bei speziellen Fragen helfen Baubiologen weiter, die auch über sinnvolle Messungen beraten können.

Weiterhin steigt unsere Feinstaubbelastung ständig, da die Abgase der Autos in die Wohnung gelangen. Auch Laserdrucker können eine erhebliche Feinstaubbelastung produzieren. Die Erkenntnisse über die schädigende Wirkung von elektromagnetischen Strahlen der modernen Telekommunikation wie WLAN, LTE, 5G wächst ständig, und viele Studien belegen die gesundheitsschädlichen Wirkungen. Auch ein Schimmelpilzbefall bleibt oft unentdeckt und kann weitreichende gesundheitliche Auswirkungen haben.

Nicht zuletzt belasten wir unseren Körper mit Kosmetika und Hygieneartikeln. Die Wirkungen von aluminiumhaltigen Deos sind mittlerweile gut untersucht und als bedenklich anzusehen, aber auch andere Kosmetika wie Make-up, Lidschatten und dergleichen enthalten oft toxische Metalle und andere gesundheitsschädliche Verbindungen. Auch Säurebinder für den Magen sind häufig mit großen Mengen Aluminium belastet.

Es gibt einige Apps wie ToxFox oder Codecheck, mit denen man sich direkt beim Einkaufen über das Scannen des Barcodes mit dem Smartphone einen Überblick über potenziell schädliche Inhaltsstoffe des Produkts verschaffen kann. Auch bei Kosmetika gilt das Prinzip der Mischbelastungen: Mehrere Giftstoffe potenzieren sich in ihrer toxischen Wirkung.

DIE WIRKUNGEN VON SCHADSTOFFEN

Schadstoffe aus der Umwelt spielen bei der Entstehung von chronisch entzündlichen Multisystemerkrankungen eine große Rolle. Toxische Metalle können den Körper über verschiedene Mechanismen schädigen und dabei sowohl direkte als auch indirekte Wirkungen zeigen.

DIREKTE WIRKUNG

Aufgrund einer chemischen Ähnlichkeit können Schadstoffe wichtige Spurenelemente aus ihren Bindungsstellen an Enzymen oder Rezeptoren verdrängen und somit zu einem funktionellen Spurenelementmangel führen. Das hat zur Folge, dass die bei HPUlern ohnehin bestehenden Mängel zusätzlich verstärkt werden, denn die verdrängten Stoffe werden abgeführt, ohne gewirkt haben zu können. So können Arsen und Quecksilber sehr gut Selen verdrängen. Cadmium verdrängt Zink und Blei das Kalzium.

INDIREKTE WIRKUNG

Toxische Metalle können als Oxidationsmittel wirken und anderen Molekülen Elektronen entreißen. Dabei entstehen vermehrt freie Radikale und aggressive Moleküle wie ROS (*reactive Oxygen Species*, »reaktive Sauerstoffspezies; Sauerstoffradikale«) und auch RNS (*reactive Nitrogen Species*, »reaktive Stickstoffspezies«). Die resultierenden chemischen Reaktionen bezeichnet man als oxidativen beziehungsweise nitrosativen Stress. Wichtig zu erwähnen ist, dass diese Verbindungen auch im gesunden Stoffwechsel vorkommen und wichtige biologische Effekte haben wie zum Beispiel das Abtöten von Keimen in Immunzellen. Treten derartige Reaktionen jedoch unkontrolliert häufig auf, richten sie Schäden im Organismus an.

WARUM ANTIOXIDATIONSMITTEL SO WICHTIG SIND

Dieser oxidative oder nitrosative Stress muss durch ausreichende Mengen an Antioxidanzien ausgeglichen werden, die in der Lage sind, die geschädigten Strukturen durch das Spenden von Elektronen wieder zu heilen. Die wichtigsten Antioxidationsmittel im Körper sind das Vitamin C, das reduzierte Glutathion, Vitamin E und Alpha-Liponsäure, die auch in Wechselwirkung miteinander stehen und sich gegenseitig regenerieren können. Bei zunehmender Toxinbelastung kann es also zu einem erhöhten Verbrauch von allen wichtigen Antioxidanzien kommen. Auf diese Weise kann ein Mangel dieser Stoffe entstehen. HPUler können zum Beispiel das Glutathion, unser wohl wichtigstes Antioxidans und Entgiftungseiweiß, nicht so gut bilden und haben aufgrund des häufig vorkommenden Zink- und Manganmangels auch an anderer Stelle Bauprobleme von wichtigen antioxidativ wirkenden Enzymen wie der Superoxiddismutase (SOD). Daher kommen HPUler an dieser Stelle leichter ins Ungleichgewicht als Stoffwechselgesunde.

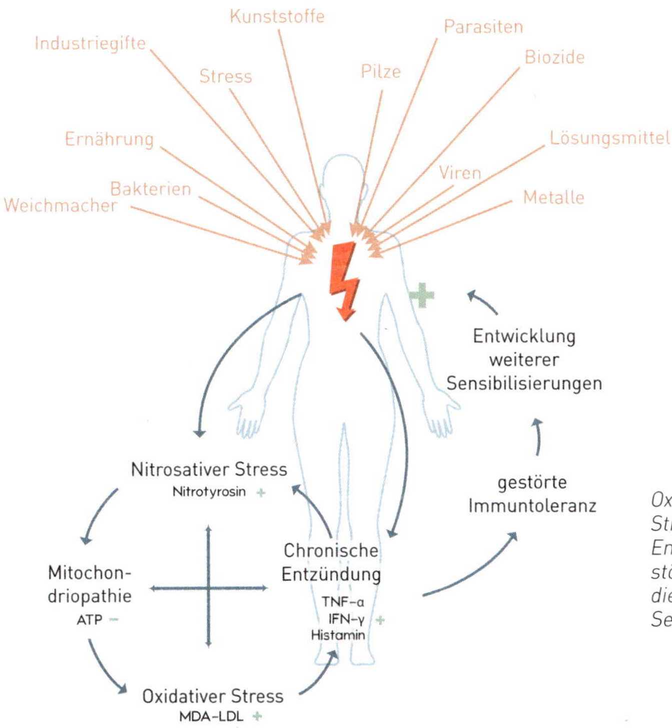

Oxidativer und nitrosativer Stress bewirken chronische Entzündungen, eine gestörte Immuntoleranz und die Entwicklung weiterer Sensibilisierungen.

ÜBERMÄSSIGER OXIDATIVER UND NITROSATIVER STRESS SCHÄDIGT UNSERE ZELLKRAFTWERKE

Wenn übermäßiger oxidativer oder nitrosativer Stress nicht ausgeglichen oder gebremst wird, entstehen Gewebeschäden, die zu Krankheit und frühzeitiger Alterung führen, da ROS und RNS alle Proteine (zum Beispiel Enzyme, Hormone, Zellrezeptoren), Lipide (zum Beispiel Membranen von Zellen oder Mitochondrien) und die DNA unseres Erbguts schädigen. Unsere Mitochondrien, die Kraftwerke unserer Zellen, reagieren sehr empfindlich auf diese Schädigungen. Daher haben sie von Haus aus diverse Enzyme wie die Superoxiddismutasen (SOD) in ihre Membranen eingebaut, die den normalen oxidativen Stress, der auch bei der täglichen Energiegewinnung entsteht, neutralisieren. Je mehr Mitochondrien geschädigt werden, desto dramatischer wird die Gesamtsituation für unsere Energieproduktion, da jede Zellfunktion Energie in Form von ATP benötigt. Natürlich merken wir einen Mangel an ATP auch an Kraftlosigkeit und Müdigkeit.

TOXINE BEEINFLUSSEN REAKTIONEN DES IMMUNSYSTEMS

Toxische Metalle wirken auch auf unsere Enzyme und auf unser Immunsystem, denn sie können zur Veränderung der räumlichen Struktur von Proteinen führen. Quecksilber, Cadmium, Zinn, Blei und Arsen sind gravierende Enzymgifte. Sie können an die Schwefelgruppen der Enzyme fest binden, aber auch Schwefelbrücken aufbrechen und somit die dreidimensionale Struktur der Proteine irreversibel verändern. Das führt zum einen zu einem Funktionsverlust von Enzymen, Hormonen, Hormonrezeptoren und Zellmembranen, aber auch dazu, dass Proteine als fremd erkannt und durch unser Immunsystem angegriffen werden. Das wiederum löst Entzündungsreaktionen aus und kann die Entstehung von Autoimmunerkrankungen begünstigen. Besonders unser Nervensystem ist gegenüber diesen Auswirkungen sehr empfindlich. Aber auch unsere Entgiftungsenzyme können auf diese Art geschädigt werden.

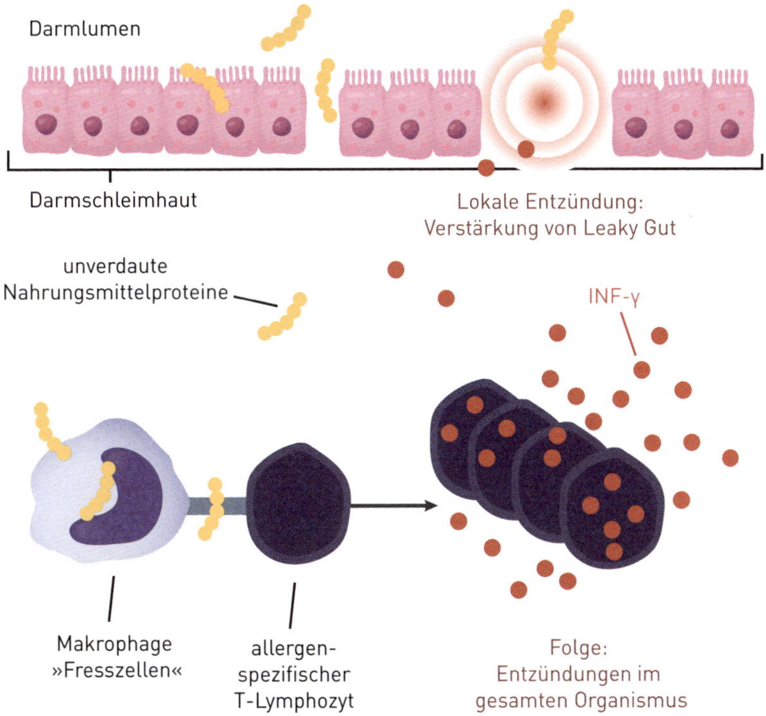

Bei der Typ-4-Allergie werden Entzündungsbotenstoffe freigesetzt, die sowohl zu einer lokalen (am Ort des Geschehens) als auch zu einer systemischen Entzündung (im ganzen Körper) führen.

Eine weitere Eigenschaft von toxischen Metallen ist das Auslösen von Typ-4-Allergien. Nachdem sich die Metalle an Proteine gebunden und deren Struktur verändert haben, können sich spezifische T-Lymphozyten bilden, die diese Proteine dann angreifen. Hierbei setzt der Körper Entzündungsbotenstoffe frei (zum Beispiel Interferon-gamma), die sowohl zu einer lokalen Entzündung – am Ort des Geschehens – oder aber auch zu einer systemischen Entzündung – im ganzen Körper – führen können. Dieses Phänomen beobachten wir häufig bei Patienten, die verschiedene Metalle im Mundraum haben. Spuren dieser Metalle gelangen täglich in den Darm und lassen erst dort und dann im gesamten Körper Entzündungen entstehen. Aber auch ohne allergische Reaktionen können Metallionen und vor allem sehr kleine Metallpartikel (Nanopartikel) direkt an das Gewebe binden und Entzündungen auslösen.

DAS ENTGIFTUNGSSYSTEM DES KÖRPERS

In den folgenden Abschnitten sprechen wir über die Biochemie der Entgiftung. Hört sich trocken an? Wird es nicht sein – versprochen! Wenn du die einzelnen Entgiftungsphasen deines Körpers kennst, wirst du die HPU-Therapie (und ihre Tücken) besser verstehen.

Der hochkomplexe Prozess der Entgiftung beginnt in der Zelle selbst und lässt sich in drei Phasen einteilen – wir nennen diesen Prozess Biotransformation. Seit einiger Zeit findet auch eine vierte Phase, die Ausscheidung über den Darm, immer mehr Beachtung. Ziel der Entgiftung ist es, schädliche Stoffe Schritt für Schritt in harmlose Stoffe umzuwandeln, sie aus den Zellen heraus zu transportieren, um sie dann über die Ausscheidungsorgane wie Niere, Leber und Darm aus dem Körper zu schleusen.

Egal, ob nutzlose Abfallstoffe oder giftige Stoffe, die aus unserem eigenen Stoffwechsel stammen, oder exogene giftige Substanzen, die wir aus der Umwelt mit der Nahrung, aus der Luft, über die Haut und Schleimhaut oder per Medikamenteneinnahme aufgenommen haben: Alle Stoffe müssen über das gleiche System entgiftet werden.

Um Giftstoffe auszuscheiden, nutzt der Körper spezielle Enzymsysteme. Diese kommen in fast allen Zellen vor. In den Entgiftungsorganen wie der Leber und den Nieren ist ihre Anzahl jedoch am größten. Die Leber ist unser wichtigstes Entgiftungsorgan. Sie weist die höchste Enzymdichte auf und entsorgt bis zu 90 Prozent aller Gifte. Sie liegt im rechten Oberbauch, wiegt rund 1,5 Kilogramm und hat die höchste Stoffwechselaktivität aller Organe, sodass sie selbst in Ruhe etwa 25 Prozent der gesamten Energie unseres Körpers verbraucht.

DIE ENTGIFTUNGSPHASE I

In der ersten Phase der Entgiftung heftet der Körper bestimmte Moleküle wie zum Beispiel Wasser oder Sauerstoff an den zu entgiftenden Stoff. Auf diese

Weise erhöht sich die Lösbarkeit des Stoffes in Wasser. Dieser Schritt dient als Vorbereitung für die Phase II der Entgiftung.

Bei dieser ersten, vorbereitenden Reaktion entstehen hochgiftige Zwischenprodukte, welche dann rasch durch die zweite Phase weiterverarbeitet werden müssen. Aus diesem Grund wird diese Phase auch Giftungsphase genannt. Werden die Zwischenprodukte nicht oder nicht schnell genug entschärft, entsteht oxidativer Stress, der Schäden in den Zellen und an den Zellmembranen verursacht. Dadurch kann eine Vielzahl von chronischen Krankheiten entstehen. Wird die DNA geschädigt, resultieren daraus sogar Krebserkrankungen.

Das wichtigste Enzymsystem der Phase I ist das von Cytochrom-P450. Alle Cytochrom-P450-Enzyme enthalten Häm als Baustein. Da bei HPUlern ein Mangel an korrekt gebautem Häm vorliegt, können die Cytochrome schlechter beziehungsweise langsamer gebaut werden. Vor allem, wenn der Körper viele Toxine entgiften und schnell viele Entgiftungsenzyme herstellen muss, macht sich diese Störung bemerkbar.

DIE ENTGIFTUNGSPHASE II

Die Phase II der Entgiftung ist die sogenannte Konjugationsphase. In dieser Phase erfolgt die Kopplung der zu entgiftenden Stoffe an größere Moleküle. Dadurch wird die Ausgangssubstanz dann so weit entschärft und wasserlöslich gemacht, dass sie aus der Zelle ausgeschieden werden kann. Auch hier sind spezielle Enzymsysteme im Einsatz (zum Beispiel Glutathiontransferasen, Aminosäuretransferasen oder Methyltransferasen), welche das hochtoxische Zwischenprodukt aus der Phase I an ein größeres Molekül koppeln. Die wichtigsten dafür zur Verfügung stehenden Stoffe sind neben Schwefelverbindungen wie Glutathion oder Sulfat auch Zuckerverbindungen wie die Glucuronsäure. Auch an Aminosäuren wie Glycin oder Taurin kann eine Bindung erfolgen sowie auch die Kopplung von sogenannten Acetyl- oder Methylgruppen, um diese Zwischenprodukte zu entschärfen.

Der wichtigste Stoff ist hierbei das Glutathion, welches auch als »Notarzt der Zellen« bezeichnet wird. Glutathion ist eines der wichtigsten Antioxidanzien

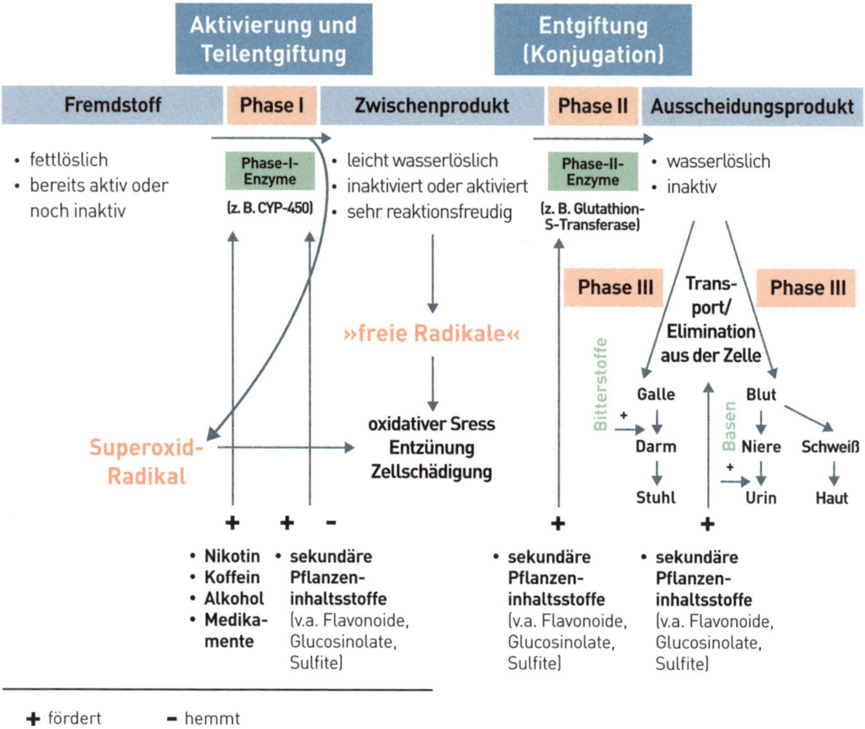

In der Entgiftungsphase II koppelt der zu entgiftende Stoff an größere Moleküle, was die Ausgangssubstanz so weit entschärft und wasserlöslich macht, dass sie aus der Zelle ausgeschieden werden kann.

des Körpers. Bei HPU besteht häufig ein Glutathionmangel, da für den Bau dieses wichtigen Entgiftungseiweißes aktives Vitamin B_6 benötigt wird, was bei HPU häufig nicht in ausreichender Menge vorhanden ist. Auch hier wird das Problem umso deutlicher, je mehr die Phase II gerade beansprucht wird.

DIE ENTGIFTUNGSPHASE III

In Phase III transportiert die Zelle diejenigen Stoffe mithilfe von Transportmolekülen aus der Zelle, die in Phase I und II umgewandelt und wasserlöslich gemacht wurden. Kleinere und auch sehr wasserlösliche Moleküle gelangen so in den Zwischenzellraum (Matrix), wo sie dann über die Lymphe und das Blut die Nieren erreichen und über den Urin ausgeschieden werden. Manche

Stoffe verlassen den Körper auch über die Lunge und die Luft, die wir ausatmen. Größere und fettlösliche Gifte werden über die Gallenflüssigkeit in das Gallenkanalsystem und in den Zwölffingerdarm geleitet. Die Gallenflüssigkeit wird vorher in der Gallenblase gespeichert, welche sich bei den Mahlzeiten entleert, sodass die fettlöslichen Gifte den gesamten Darm durchlaufen, bis sie mit dem Stuhlgang ausgeschieden werden.

ZELLZWISCHENRAUM ALS GIFTMÜLLDEPONIE

An dieser Stelle möchten wir noch einen Blick auf das Bindegewebe werfen, das eine sehr große Fläche in unserem Körper einnimmt. Dieser Raum zwischen unseren Zellen wird auch als Matrix oder Pishinger-Raum bezeichnet. Die Matrix besteht aus einer Grundsubstanz, welche von den Bindegewebszellen, den Fibroblasten, gebildet wird, aber auch aus Fasern. Als reine Eiweißfasern kommen hier Kollagen und Elastin vor und als kombinierte Eiweiß-Kohlenhydrate Hyaluronsäure oder Chondroinsulfat, welche sich alle durch eine hohe Elastizität und ein großes Wasserbindungsvermögen auszeichnen. Die Grundsubstanz besteht aus Wasser, Mineralien, Hormonen, Nervenbotenstoffen und anderen Nähr- und Abfallstoffen. Aus dieser Flüssigkeit setzt sich unsere Lymphe zusammen, die über unser Lymphgefäßsystem zurück in unsere Blutbahn fließt.

In der Matrix enden viele Nervenzellen sowie die kleinsten Blutgefäße (die Arteriolen) und Venolen, welche die Gewebe mit Sauerstoff und Nährstoffen versorgen und den Müll, der früher gerne Schlacke genannt wurde, heute aber eher als Stoffwechselendprodukt bezeichnet wird, wieder abtransportieren. In diesem Fasergeflecht können nicht nur große Mengen an Flüssigkeit gespeichert werden, hier können auch Toxine wie Schwermetalle und andere Giftstoffe sowie Säuren in Form von Wasserstoffprotonen gebunden werden. Daher wird die Matrix auch gern als Giftmülldeponie bezeichnet, die ständig aufgeräumt und gesäubert werden muss, denn sie ist die wichtigste Transitstrecke vom Blut ins Gewebe und umgekehrt. Lagern sich hier zu viele Toxine oder Säuren ab, wird die Versorgung des Gewebes gestört. Teilweise werden die Toxine dann in die Zellen verschoben, es kommt zu Reizungen der feinen Nervenenden, die hier münden. In der Folge kann es zu verschiedenen Missempfindungen bis hin zu Schmerzen kommen.

Ein häufiges Problem ist die Ablagerung von Säuren in diesem Zwischenzellraum, die an die negativen Strukturen der Fasern sehr gut binden können und zu einer »Verschlackung« der Matrix führen. Dieser als latente Azidose (Übersäuerung) bezeichnete Zustand unseres Stoffwechsels hat sehr viel mit unserer säureüberschüssigen Ernährung zu tun, worauf wir im Kapitel »Ernährung« noch genauer eingehen werden.

Aber auch der bei HPU vorkommende Mangel an Magensäure kann dazu beitragen, wie wir im weiteren Verlauf ab Seite 83 noch sehen werden.

Ein weiteres Problem: Die meisten Menschen trinken zu wenig Wasser, was ebenfalls zu einer verdickten Matrix beiträgt. Der menschliche Körper besteht zu 70 Prozent aus Wasser und nicht aus Apfelsaft oder Cola! Die Folge einer latenten Azidose ist ein verschlacktes, verklebtes Bindegewebe, das den Transport von Giften aus der Zelle heraus erschwert, aber natürlich auch den Transport von Nährstoffen in die Zelle gleichermaßen beeinträchtigt. Interessant ist die Struktur der Fasern, die in der Grundsubstanz liegen, denn sie sehen so aus wie kleine Flaschenbürsten. Und wer schon einmal versucht hat, eine schmutzige Flaschenbürste zu säubern, weiß, wie schwierig das sein kann.

DIE ENTGIFTUNGSPHASE IV

In der Phase IV der Entgiftung geht es um die tatsächliche Ausscheidung der Giftstoffe und Stoffwechselprodukte aus dem Körper über den Darm und die Nieren. Wurden die Toxine aktiv aus der Zelle in die Gallengänge transportiert und gelangen dann in den Darm, so müssen sie auch ausgeschieden werden. Das gelingt nicht immer wie gewünscht. Schauen wir uns das genauer an:

Ein wichtiger Aspekt ist der sogenannte enterohepatische Kreislauf. In diesem Kreislauf zirkulieren körpereigene Stoffe, welche, nachdem sie über die Galle in den Darm abgegeben wurden, zu Recyclingzwecken wieder ins Blut aufgenommen werden. Auf diesem Wege führt der Körper zum Beispiel die Gallensäuren, die für die Fettverdauung benötigt wurden, wieder in den Körper zurück, um diese nicht über den Stuhl zu verlieren. Über diesen Kreislauf werden folgende Stoffe im Verlauf der Darmpassage zurück ins Blut aufgenommen und wieder zurück zur Leber transportiert:

- Giftstoffe, die aktiv aus den Darmzellen ausgeschieden wurden, und
- ein Teil der Toxine, die über die Galle in den Darm ausgeschieden wurden.

Problematisch dabei ist, dass es im Darm, vor allem bei einer ungünstigen Verteilung von »freundlichen« und »nicht freundlichen« Darmbakterien (einer Dysbiose), zu einer Erhöhung von Enzymen (zum Beispiel Beta-Glucuronidase) kommen kann, die die zuvor mühsam gekoppelten Gifte wieder von ihren Bindungspartnern lösen. Diese dann wieder wirksamen Toxine gelangen so zurück ins Blut. Die ganze zuvor vom Körper geleistete Entgiftung ist damit hinfällig. Man bezeichnet diesen Vorgang als »Rückvergiftung«.

Das ist ein Grund, warum es so wichtig ist, genügend Ballaststoffe wie unverdauliche Fasern aus Obst und Gemüse, Kräutern, Samen oder Vollkornprodukten zu essen. Denn sie fördern das Wachstum der »guten« Bakterien im Darm und können Toxine auch direkt binden. Mit der heutigen Ernährung nehmen wir meist viel weniger Ballaststoffe auf als noch vor 50 Jahren. Im Gegenzug ist die Anzahl der Umwelttoxine dramatisch gestiegen, sodass der Aspekt der Rückvergiftung eine immer größere Rolle spielt. Regen wir nun therapeutisch die Entgiftung an, ist es wichtig, diesen Punkt genau zu hinterfragen und die Ernährung individuell anzupassen und gegebenenfalls auch mit geeigneten Bindemitteln wie Kohle, Huminsäuren, Pektinen oder auch Zeolithen oder Heilerden eine Ausscheidung der Toxine zu ermöglichen und eine Rückvergiftung zu vermeiden.

DAS LEAKY-GUT-SYNDROM

Durch verschiedene Ursachen kann es zu Schäden an der Darmschleimhaut kommen, sodass der Darm nicht mehr dicht ist und Stoffe, die eigentlich für die Ausscheidung bestimmt sind, ins Blut gelangen. »Leaky gut« bedeutet so viel wie »undichter Darm« und ist durch entzündlich veränderte Zell-Zell-Kontakte, die sogenannten *Tight Junctions* (»dichte Verbindung; Zonula occludens«) gekennzeichnet. Wenn diese Tight Junctions gelockert sind, ist die Bar-

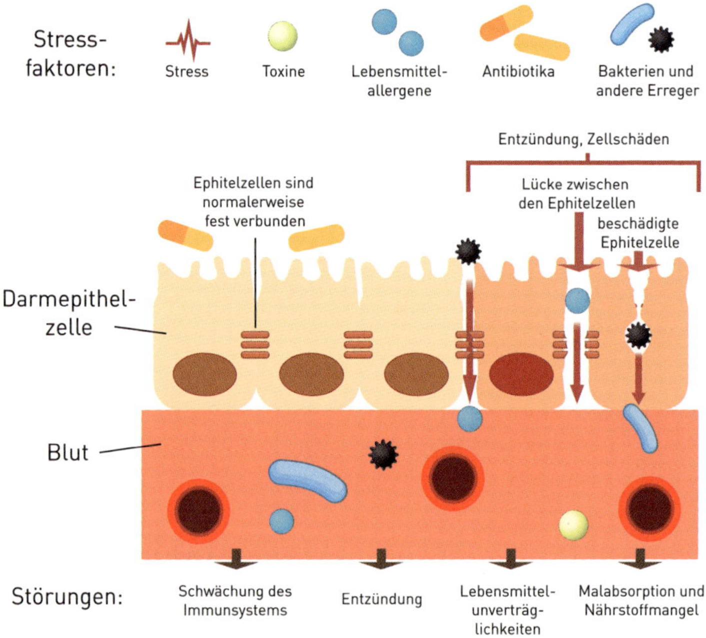

Beim Leaky-Gut-Syndrom ist die Barrierefunktion der Darmzellen gestört, sodass verschiedene Stoffe, die eigentlich ihren Platz im Darm haben, in den Körper gelangen.

rierefunktion der Darmzellen gestört, und es entsteht ein Spalt zwischen den einzelnen Darmzellen, sodass verschiedene Stoffe, die eigentlich ihren Platz im Darm haben, in den Körper gelangen.

Geöffnete Tight Junctions sind nicht immer ein krankhafter Prozess, da der Darm in bestimmten Situationen mit Absicht die »Tore öffnet«. Vergleichbar ist der Zustand mit einer Ritterburg, bei der man die Zugbrücke öffnet, um Soldaten nach außen zu lassen. Die regulierte Öffnung der Tight Junctions erlaubt den selektiven Transport von Aminosäuren, Zuckern, Fettsäuren und Antikörpern. Aber auch aufgespaltene Nahrungsmittelproteine, bakterielle Endotoxine oder Candida-Antigene können geöffnete Tight Junctions passieren. Die Darmzellen produzieren dazu einen Stoff, das Zonulin, um die Zell-Zell-Kontakte zu erweitern. Zonulin kann man im Blut oder im Stuhl messen. Wenn es erhöht ist, kann man damit ein Leaky-Gut-Syndrom diagnostizieren. Eine weitere Substanz, die man zu diesen Zwecken messen kann, ist das Alpha-1-Antitrypsin. Auf Diagnostik und Therapie gehen wir in einem späteren Kapitel noch genauer ein.

Beim Vorliegen eines Leaky-Gut-Syndroms sind folgende Vorgänge problematisch:

- Zuvor schon ausgeschiedene Gifte gelangen wieder in den Körper, so gelangen zum Beispiel auch Darmbakterien oder von Mikroben produzierte Giftstoffe ins Blut.
- Größere Nahrungsmittelmoleküle, die noch nicht fertig verdaut sind, gelangen zu früh aus dem Darm in die Lymphe und ins Blut und werden gegebenenfalls als fremd erkannt und angegriffen – es kommt zu Entzündungsreaktionen.

WENN DAS IMMUNSYSTEM ÜBERREIZT IST

Da der Darm eine natürliche Grenze zwischen innen und außen darstellt, sind auch etwa 70 Prozent unserer Immunzellen rund um den Darm stationiert. Dieses System nennt sich darmassoziiertes Immunsystem oder auch im englischen GALT (*Gut-associated lymphoid Tissue*). Das erklärt, warum das Leaky-Gut-Syndrom eine Rolle bei zahlreichen Erkrankungen spielt. Zum einen kann es dadurch zu überschießenden Immunreaktionen kommen, zu Nahrungsmittelintoleranzen oder Allergien, da sehr oft unverdaute Stoffe die Darmwand ungehindert passieren können und das Immunsystem ständig dagegen ankämpfen muss. In der Folge produzieren unsere Immunzellen sowohl Antikörper als auch Entzündungsbotenstoffe (Interleukine, Histamin), welche dann sowohl direkt am Darm eine Entzündung verursachen, aber auch an anderen Stellen im Körper Entzündungen auslösen oder verstärken können. Die daraus resultierenden dauerhaften Entzündungszustände sind die Basis zahlreicher chronischer Erkrankungen.

BLOCKIERUNG DER ENTGIFTUNG

Bei einem Leaky Gut können Bestandteile von Bakterienzellwänden (hauptsächlich von den sogenannten Gram-negativen-Proteobakterien) ins Körperinnere gelangen. Diese Zellwandbestandteile nennt man Lipopolysaccharide (LPS) oder auch Endotoxine. Durch Entzündungsreaktionen können diese LPS die Transporter der Phase-III-Entgiftung schädigen und somit die Entgiftung blockieren, sodass es letztlich zu einem Aufstau von Giften kommt. Auch das Nervensystem des Darms kann durch diese Entzündung beeinträchtigt werden, sodass die Muskulatur entlang des Darms nicht mehr richtig arbeiten kann und der Darm träge wird. Auf diese Weise verlangsamt sich die Ausscheidung über den Darm, was wiederum zu einer höheren Rückvergiftung beitragen kann. Mittlerweile ist auch bekannt, dass die LPS die Blut-Hirn-Schranke passieren und deren Durchlässigkeit erhöhen können, sodass bei diesen Menschen eine Vielzahl von neurologischen Störungen auftreten kann.

Ein Leaky Gut kommt bei Menschen mit einer HPU gehäuft vor, da aufgrund eines immer wieder latent auftretenden Zink- und Manganmangels strukturelle Schäden auf Zellebene die Folge sein können, denn diese Mineralien benötigt der Körper zum Aufbau der Darmschleimhaut.

Aufgrund des bei HPU häufig vorkommenden Manganmangels können Eiweiße nicht gut gespalten werden, denn ohne ausreichend Mangan können die eiweißspaltenden Enzyme (die Peptidasen) nicht richtig arbeiten. In der Folge passieren viele größere Eiweißmoleküle die Darmwand und werden vom Immunsystem als fremd erkannt und bekämpft – einer der Gründe für das häufige Vorkommen von Nahrungsmittelintoleranzen bei HPU.

WIE DISBALANCEN DER ENTGIFTUNGSORGANE DEM GESAMTEN KÖRPER SCHADEN

Nicht nur das Leaky-Gut-Syndrom hat verheerende Folgen für die Entgiftungssystem, auch andere Störungen in der Phase-IV-Entgiftung stehen mit der Verdauung und dem Darm aber auch der Leber in Zusammenhang. Denn wenn gewisse Bausteine, die zur Produktion der entgiftenden Stoffe benötigt werden, fehlen oder in zu geringer Menge vorhanden sind, können Gift- und andere Schadstoffe nicht richtig zersetzt und abtransportiert werden. Folglich verbleiben sie im Organismus und stören diesen.

MANGEL AN MAGENSÄURE SCHWÄCHT DIE ENTGIFTUNG

Ein Mangel an Magensäure kann sich ebenfalls negativ auf die Entgiftung auswirken, was gerade bei HPU von Bedeutung ist. Wenn aufgrund einer HPU und eines Vitamin-B_6-Mangels zu wenig vom Hormon Gastrin gebildet werden kann, kann der Magen auch nicht genügend Salzsäure herstellen. In der Folge kann die Nahrung nicht ausreichend aufgespalten werden, sodass viele Nährstoffe nicht optimal aus der Nahrung herausgelöst werden können. Es entsteht ein Mangel an Eisen, Aminosäuren, B-Vitaminen und Kalzium, welche jedoch für die Entgiftungsprozesse benötigt werden. Weil viele pathogene Keime nicht abgetötet werden, kann es zu Dysbiosen im Darm, zur Überwucherung des Dünndarms (SIBO) und auch zur Eiweißfäulnis kommen, sodass insgesamt jede Menge toxische Stoffe entstehen. Diese Toxine fordern und überlasten das Entgiftungssystem. Durch die Produktion von Methangas und Schwefelwasserstoff verlangsamt sich zudem die Peristaltik des Darms bis hin zur Verstopfung, sodass die Gefahr von Rückvergiftungen wie oben beschrieben steigt.

Die Magensäure stimuliert auch die Abgabe von Bauchspeicheldrüsen- und Gallensekret. Durch die fehlende Ausscheidung der Galle werden natürlich auch die zuvor in die Galle ausgeschiedenen Toxine der Phase III der Leber nicht aus dem Körper ausgeschieden, und durch den Mangel an Bauspeicheldrüsensekret, welches reich an Enzymen ist, wird die Nahrung zu wenig aufgespalten. Das führt wiederum zu einer Minderversorgung mit Mikronährstoffen, die für die Entgiftung vonnöten sind. Auch das Risiko von Intoleranzen ist gesteigert, gerade bei Vorliegen eines Leaky-Gut-Syndroms.

Ein weiteres Problem eines Mangels an Magensäure ist die verminderte Bildung des wichtigen Säurepuffers Natriumbicarbonat, der von der Bauchspeicheldrüse produziert wird. Können die im Körper entstehenden oder durch die Nahrung zugeführten Säuren nicht optimal neutralisiert werden, wird eine latente Azidose begünstigt, das heißt, der Säureüberschuss lässt viele Entgiftungsenzyme nicht mehr richtig arbeiten.

STÖRUNGEN DER GALLENSÄUREPRODUKTION

Aufgrund des Vitamin-B_6-Mangels bei HPU kommt es auch häufig zu einem Mangel der Aminosäure Taurin, die der Körper selbst aus Methionin und Cystein unter Verbrauch von Vitamin B_6 herstellt. Bei einem Taurinmangel ändert sich die Zusammensetzung der Gallenflüssigkeit. Sie wird zäher, was sogar zu einer Bildung von Gallensteinen führen kann. Bei Veganern ist ebenfalls häufiger ein Taurinmangel anzutreffen. Taurin spielt auch bei der Entgiftung der Phase II und IV eine Rolle, da die Aminosäure zum einen als Kopplungspartner für Toxine aus der Phase I dient, aber auch für die Gallensäureproduktion nötig ist. Ist zu wenig Gallensäure vorhanden, können weniger fettlösliche Toxine in den Darm abgegeben werden.

STÖRUNGEN DER PERISTALTIK

Auch Störungen der Peristaltik (Bewegungen) des Darms haben eine negative Auswirkung auf die Entgiftung, denn sie sorgt dafür, dass Abfallstoffe des Stoffwechsels, Nahrungsmittelreste und inaktivierte Toxine, die mit der Galle in den Darm abgegeben wurden, zeitnah ausgeschieden werden. Zum einen kommt es bei einer zügigen Darmpassage der Nahrung zu weniger Fäulnis im Darm, durch die zusätzliche Toxine entstehen können. Zum anderen sorgt eine regelmäßige und ausreichend schnelle Darmentleerung dafür, dass die Toxine nicht wieder in den Körper rückresorbiert werden. Das ist gerade bei Umweltgiften, für die unser Entgiftungssystem eigentlich nie gemacht wurde, besonders wichtig, wie wir bereits erörtert haben. Idealerweise sollte man einmal am Tag Stuhlgang haben.

DYSBIOSEN – STÖRUNGEN DER DARMFLORA

Eine gesunde Darmflora ist nicht nur für die Verdauung wichtig, sondern auch für die Entgiftungsleistung. Wir haben schon erwähnt, dass es zum Beispiel durch einen Mangel an Magensäure zu einer Fehlbesiedlung des Darms mit pathogenen Keimen wie Bakterien, Pilzen oder auch Parasiten kommen kann. Aber auch durch den Einsatz von Antibiotika wird die gesunde Darmflora geschädigt. Es können sich dann schädliche Mikroorganismen ansiedeln, die selbst zu einer endogenen Toxinbelastung beitragen, indem sie Giftstoffe produzieren. Bekannt dafür sind die Erreger Clostridien, Proteobakterien und bestimmte Escherichia-coli-Arten, aber auch Hefepilze wie *Candida albicans.* Aber wie bereits beschrieben, kann es nicht nur durch die Produktion von Toxinen dieser Keime selbst, sondern auch durch vermehrte Eiweißfäulnis zur Entstehung von Gasen kommen, die nicht nur die Peristaltik des Darms lahmlegen und somit die Rückvergiftung steigern, sondern auch die Schleimhaut schädigen, was zu einem vermehrten Leaky-Gut-Syndrom führen kann.

Viele dieser Toxine sind Nervengifte, die das Nervensystem der Darmwand schädigen, welches nach dem Gehirn die größte Ansammlung von Nervenzellen hat. Im schlimmsten Fall kann es zu einem toxischen Megakolon (Erweiterung des Dickdarms) kommen, bei dem sich der Darm zu selten entleert und es zu ausgeprägten Zersetzungsprozessen kommt, die das Entgiftungssystem stark belasten.

Eine ausgewogene Darmflora hilft uns bei der Entgiftung, denn viele der »freundlichen Bakterien« können Giftstoffe selbst abbauen oder binden. Sie fördern die gesunde Peristaltik und produzieren Stoffe, die sowohl die gesundheitsfördernden Bakterien ernähren als auch den Darmzellen als Treibstoff dienen. Gemeint sind bestimmte kurzkettige Fettsäuren wie Buttersäure und Essigsäure. Des Weiteren können die Darmbakterien Entgiftungsenzyme in der Darmzelle aktivieren und auch die Bildung von Transportmolekülen regulieren.

HEMMUNG DER ENTGIFTUNG DURCH ÜBERSÄUERUNG

Auch wenn die Toxine in der Phase I und II erfolgreich entgiftet wurden, ist das noch keine Garantie, dass diese Stoffe den Körper auch wirklich verlassen. Ähnlich wie beim Darm und dem enterohepatischen Kreislauf (Darm-Leber-Kreislauf) oder einer möglichen Rückvergiftung, besteht auch bei der Ausscheidung über die Nieren in den Urin die Möglichkeit einer sogenannten

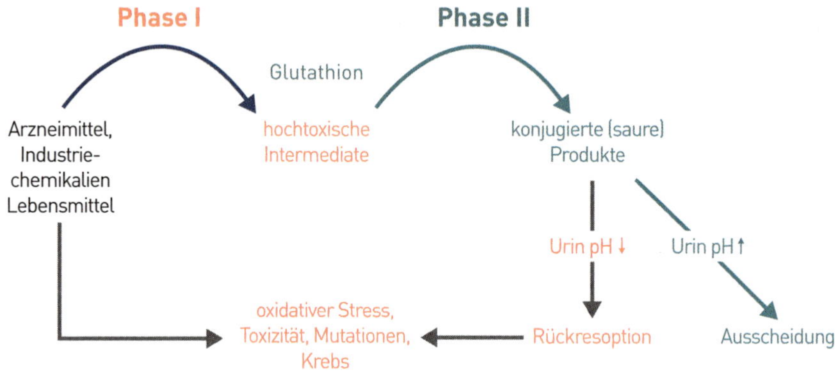

Die Entgiftungsphase II kann verbessert werden durch Optimierung des Urin-pH-Wertes.

renalen Rückvergiftung. Wir haben bereits beschrieben, dass man eine Rückvergiftung im Darm durch geeignete Bindemittel verhindern oder verbessern kann. Bei der Ausscheidung über die Niere ist dies über eine Optimierung des Urin-pH-Wertes möglich.

Über die Niere wird ein Großteil der wasserlöslichen, für den Körper fremden Stoffe (Xenobiotika) ausgeschieden. Dieses geschieht nicht nur durch Filtrationsprozesse, sondern auch durch aktive Sekretion (Ausscheidung), wobei ein Teil der Stoffe auch wieder zu Recyclingzwecken rückresorbiert wird. Viele ausscheidungspflichtige Stoffe, seien es normale Abfallstoffe aus dem Stoffwechsel, aber auch Xenobiotika und auch Medikamente, sind entweder leicht basisch oder leicht sauer. Folglich werden basische Toxine leichter aus basischem Urin rückresorbiert und saure Toxine besser aus saurem Urin. Der Urin-pH-Wert fördert also entweder die Ausscheidung basischer oder saurer Abfallstoffe.

Durch die Alkalisierung des Urins (Verschiebung des pH-Wertes in den basischen Bereich, also größer als 7), zum Beispiel mit Basenpulver, kann man die Ausscheidung von sauren Toxinen stark verbessern – ein Effekt, der bei der Entgiftung von Schwermetallen wie zum Beispiel Blei, Cadmium oder Zinn eine große Rolle spielt. Wichtig hierbei ist jedoch, dass solche optimierenden Therapien nur intermittierend (zeitweilig) gemacht werden sollten, da man sowohl saure als auch basische Toxine ausscheiden muss und auf Dau-

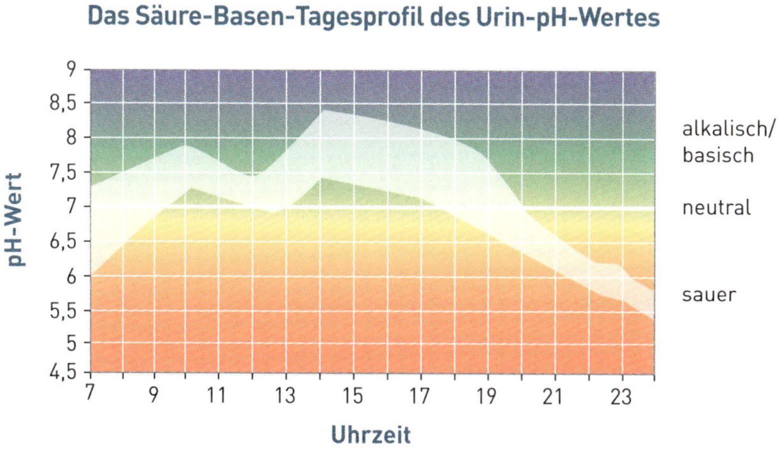

Eine optimierende Therapie des Urin-pH-Wertes sollte dem natürlichen Säure-Basen-Tagesprofil angepasst werden.

er eine normale »zirkadiane Rhythmik« (dem normalen Tagesverlauf des pH-Wertes angepasste Rhythmik) des Urin-pH-Wertes angestrebt werden sollte.

An dieser Stelle sei angemerkt, dass auch alle Enzymsysteme nur perfekt in einem für sie optimalen pH-Wert arbeiten können. Viele Enzyme arbeiten zum Beispiel in einem neutralen pH-Wert optimal. Somit kann eine latente Azidose (eine Übersäuerung), die aufgrund unseres westlichen Ernährungsstils häufig vorkommt, vor allem in der bindegewebigen Matrix, dem Zellzwischenraum, die Aktivität vieler Enzyme herabsetzen. Was du selbst für eine gesunde Matrix tun kannst, erfährst du im Kapitel »Die fünf Säulen der HPU-Therapie in der Praxis« im Abschnitt »Therapiesäule 4: Die Ernährung« ab Seite 189.

DAS GLUTATHION-SYSTEM

Glutathion ist ein sogenanntes Tripeptid, also ein Eiweiß, das im Zellplasma aus den Aminosäuren Cystein, Glycin und Glutamin aufgebaut wird. Glutathion kommt im Körper entweder als sogenanntes reduziertes Glutathion (GSH) vor, welches reaktionsfreudig ist, oder als oxidierte Form, in der sich immer zwei oxidierte Glutathionmoleküle zusammenlagern (GSSG). Das reduzierte Glutathion kann als Bindungspartner in der Phase-II-Entgiftung dienen. Dabei werden die aus der Phase I stammenden, giftigen Zwischenprodukte mithilfe von Enzymen, den Glutathiontransferasen, an das reduzierte Glutathion gekoppelt. So werden diese Stoffe wasserlöslich gemacht und können aus dem Körper ausgeschieden werden. Das reduzierte Glutathion kann aber auch oxidierte Substanzen wieder reparieren, indem es als Reduktionsmittel dient und Elektronen abgibt. Es wirkt somit als wichtiges Antioxidans und schützt unsere Zellen vor freien Radikalen und reaktiven Sauerstoffspezies (ROS). Reduziertes Glutathion kann auch direkt Schwermetalle in den Zellen binden und damit als sogenannter Chelator wirken.

Außerdem hilft Glutathion bei der Aminosäureaufnahme in die Zellen und ist auch für unsere Immunzellen von großer Bedeutung. Glutathion kann zahlreiche Toxine direkt entschärfen und damit entgiften und sorgt überdies für die Reparatur von Schäden an der DNA.

Wie schon erwähnt, benötigt man für die Kopplung in der Phase-II-Entgiftung neben dem reduzierten Glutathion auch die verschiedenen Glutathiontransferasen, die hier als Enzyme dienen und diese Reaktion beschleunigen beziehungsweise sie überhaupt erst möglich machen. Am bekanntesten sind die Glutathiontransferasen M1, T1 und P1. Diese können aber durch Schwermetalle blockiert sein und dadurch eine verminderte Funktion aufweisen.

Bei etwa 30 Prozent der westlichen Bevölkerung kommen sogenannte genetische Polymorphismen (Vielgestaltigkeit) dieser Enzyme vor (Genaueres dazu im Abschnitt »Therapiesäule 4: Die Ernährung, Seite 189), sodass es durchaus sein kann, dass manche Menschen eines oder mehrere dieser Enzyme nicht bilden können oder die Enzyme langsamer als gewöhnlich arbeiten. In der Folge läuft die Phase-II-Entgiftung wesentlich schlechter ab. Aus Studien weiß man, dass das Auftreten von Polymorphismen in diesem System mit verschiedenen chronischen Erkrankungen und auch mit einem erhöhten Risiko verbunden ist, an bestimmten Krebsarten zu erkranken.

Es ist aber bekannt, dass diese chemischen Phase-II-Reaktionen auch ohne die Enzyme, die als Katalysatoren dienen, ablaufen können, wobei dann eine viel höhere Konzentration des reduzierten Glutathions vorhanden sein muss.

Für Experten

Beim Entgiftungsprozess wird das reduzierte (funktionstüchtige) Glutathion (GSH) ständig verbraucht. Während des Prozesses entsteht das oxidierte Glutathion (GSSH) und muss recycelt werden, da es für den Stoffwechsel nutzlos ist. Das reduzierte Glutathion steht normalerweise in einem Verhältnis von 400 : 1 zum oxidierten Glutathion. Der Glutathiongehalt der Zelle sowie das Verhältnis von GSH und GSSH lässt sich in Bluttests sehr gut bestimmen und gegebenenfalls auch gezielt optimieren. Selbst wenn oxidiertes Glutathion theoretisch ständig recycelt werden kann, findet dieser Prozess unter Umständen nicht immer statt. Denn dazu braucht man ein optimal arbeitendes Enzymsystem der selenabhängigen Glutathionperoxidase und der Glutathionreduktase. Da das Spurenelement Selen bei HPU, wie auch generell in der Bevölkerung, häufig im Mangel ist, funktioniert dieses Recyclingsystem oft nicht gut.

Aber trotz Recyclingmechanismus wird das reduzierte Glutathion ständig verbraucht, da es wie schon erwähnt, in der Phase-II-Entgiftung als »Bindemittel« für die Zwischenprodukte, die aus der Phase I stammen, dient und ständig verloren geht.

Daher ist eine ständige Zufuhr der Aminosäuren Glycin, Cystein und Glutamin notwendig, wobei das Cystein bei den meisten Menschen der limitierende Faktor ist, da diese Aminosäure häufig im Mangel ist. Ein Mangel an Glutathion kann bei HPUlern gehäuft vorkommen, da für den Aufbau vom Glutathion das aktive Vitamin B_6 benötigt wird, was bei HPU häufig im Mangel ist. Aber auch durch Ernährungsfehler, erhöhtes Alter, körperliche Arbeit, chronische Entzündungen oder durch erhöhte toxische Belastungen, bei denen mehr Glutathion verbraucht wird, kann es zu einem Mangel an Glutathion kommen. In vielen Fällen muss reduziertes Glutathion dann direkt als Nahrungsergänzungsmittel zugeführt werden, wobei sich hier die liposomalen Aufbereitungen immer mehr durchsetzen, da sie besser aufgenommen werden. Wichtig ist aber auch, darauf zu achten, genügend andere Antioxidanzien unserer Antioxidationskette wie Vitamin C, Vitamin E, Alpha-Liponsäure und Coenzym Q10 zur Verfügung zu haben, da sich die Antioxidanzien gegenseitig recyceln können und selbst auch noch andere wichtige Aufgaben haben.

HPUler können das reduzierte Glutathion nicht so gut bilden, da hierfür aktives Vitamin B_6 benötigt wird, das bei HPU meistens im Mangel ist.

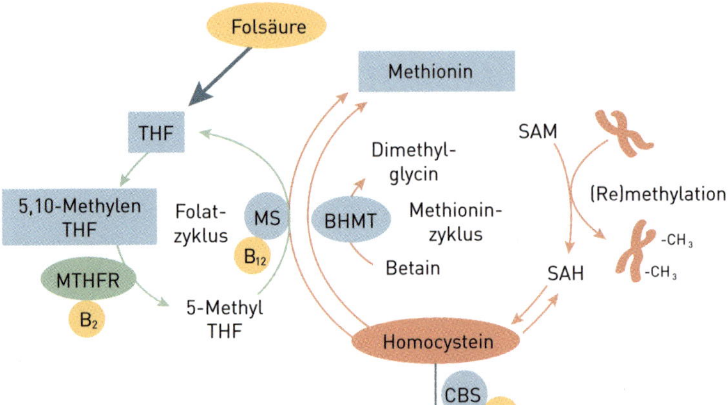

BHMT:	Betain-Homocystein-Methyltransferase
CBS:	Cystathionin-ß-Synthase
CL:	Cystathionin-γ-Lyase
MS:	Methioninsynthase
MTHFR:	Methylentetrahydrofolat-Reduktase
SAH:	S-Adeonsylhomocystein
SAM:	S-Adenosylmethionin
THF:	Tetrahydrofolat

Zur Herstellung von Cystein benötigt der Körper Vitamin B_6.

WARUM HPULER SCHLECHTER ENTGIFTEN KÖNNEN

Wie wir schon gesehen haben, ist die HPU mehr als nur eine Phase-I- beziehungsweise eine Phase-II-Entgiftungsstörung, denn es gibt zahlreiche Zusammenhänge zwischen einer gestörten Entgiftungsleistung und dem Vorliegen einer HPU, die wir hier noch einmal zusammenfassen:

- Durch die HPU wird ein Mangel an Häm erzeugt, das in der Phase-I-Entgiftung für die Herstellung der Cytochromsysteme benötigt wird. Das wichtigste System ist das Cytochrom P450-System. Dadurch kann die Phase-I-Entgiftung gebremst werden, vor allem macht es sich bemerkbar, wenn der Körper gerade viel entgiften muss. Häm spielt aber auch bei anderen Entgiftungsenzymen wie der Katalase, der Pyrrolase oder der Sulfitreduktase eine Rolle, sodass auch andere wichtige Entgiftungsschritte langsamer ablaufen.
- Bei HPU liegt häufig ein Zinkmangel vor. Zink ist Bestandteil zahlreicher Enzyme und kann teilweise direkt Bindungen mit Schwermetallen eingehen und diese entgiften. Bei einem Zinkmangel können bestimmte Schwermetalle leichter an den Stellen binden, an denen normalerweise Zink bindet. Zink bildet zusammen mit der Aminosäure Cystein die sogenannten Metallothioneine, ein wichtiges Enzymsystem für die Abwehr von Schwermetallen. Bei einem Mangel an Zink können HPUler weniger davon herstellen.
- Zink ist zudem wichtig für die Aktivierung von Vitamin B_6 (Pyridoxin) in die aktive Wirkform, das Pyrixoxal-5-Phosphat (P5P).
- Bei HPU liegt häufig ein Vitamin-B_6-Mangel vor, weil dieses Vitamin über den Urin ausgeschieden wird, aber auch durch den Zinkmangel weniger Vitamin B_6 aktiviert wird. Weil Vitamin B_6 bei der Zerlegung der Proteine in die einzelnen Aminosäuren benötigt wird, fehlen dem Körper auch die für die Entgiftung wichtigen schwefelhaltigen Aminosäuren wie Cystein oder Methionin. Ebenso kann die Aminosäure Taurin, die an Entgiftungsprozessen beteiligt ist, nicht oder nur langsamer hergestellt werden.
- Aufgrund des Cysteinmangels selbst, aber auch, weil für den Aufbau von Glutathion Vitamin B_6 benötigt wird, kommt es bei HPU zu einem Mangel an reduziertem Glutathion, dem mitunter wichtigsten Antioxidans und Entgiftungseiweiß.
- Durch den Vitamin-B_6-Mangel bei HPU kann es darüber hinaus zu einer Abbaustörung von giftigem Ammoniak kommen, das beim Abbau von Aminosäuren entsteht. Denn die Enzyme, die in diesen Prozess eingebunden sind, benötigen Vitamin B_6 als Kofaktor. Der Mangel an Zink und Mangan kann diesen Stau noch verstärken.
- Der Mangel an Vitamin B_6 führt über einen Gastrinmangel zu einem Mangel an Magensäure, was dazu führt, dass weniger Bicarbonat, unserer

wichtigster Säurepuffer, gebildet werden kann. Denn die Magensäure regt die Bildung von Bicarbonat in der Bauchspeicheldrüse an. Auch ein Zinkmangel kann das Säure-Basen-Verhältnis negativ beeinflussen, sodass bei HPU eine latente Azidose (Übersäuerung) begünstigt wird, die natürlich durch die Zufuhr von säurebildenden Nahrungsmitteln massiv verschärft wird. Wie wir weiter oben gesehen haben, ist ein nicht-saurer pH-Wert im Urin wichtig, damit viele Substanzen, die in der Phase-II-Entgiftung hergestellt wurden, auch wirklich über die Niere mit dem Urin ausgeschieden und nicht wieder zurückresorbiert werden.

- Ein Manganmangel, der bei HPU häufig ist, kann dazu führen, dass ein sehr wichtiges Enzym, die Superoxiddismutase 2 (SOD2), nicht gebaut werden kann. Ein Zinkmangel führt dazu, dass die Superoxiddismutase 1 (SOD1) nicht oder nicht schnell genug gebaut werden kann. Diese Enzyme schützen unsere Mitochondrien vor schädlichen freien Radikalen, welche bei normaler Energieproduktion entstehen. Liegen aber toxische Belastungen vor, müssen diese Enzymsysteme noch mehr arbeiten, um den daraus entstehenden oxidativen Stress abzufangen.
- Die HPU kann somit sowohl die Entgiftungsphase I (Cytochrom P450), aber auch die Phase-II-Entgiftung (Glutathion) und auch die Phase-III- (übersäuerte Matrix) wie auch die Phase-IV-Entgiftung (saurer Urin und Rückresorption von Stoffen) stören.
- Bei der HPU entstehen im Rahmen der Entgiftung verschiedene Teufelskreise. Durch die schlechtere Entgiftungsleistung können mehrere toxische Metalle im Körper verweilen. Diese können sowohl Entgiftungsenzyme blockieren als auch essenzielle Mineralien und Spurenelemente wie Zink oder Selen verdrängen, die für die Entgiftung nötig sind. Letztlich können Schwermetalle theoretisch eine HPU auslösen, da sie ebenso die Enzyme der Häm-Produktion blockieren können. Zu guter Letzt können die toxischen Metalle auch die Aufnahme der essenziellen Metalle wie Zink blockieren, was sich wiederum nachteilig auf das Gesamtgeschehen auswirkt.
- Der Körper kann viele Probleme zwar selbst lösen, dafür hat er eine sehr gute Ausstattung. Wenn aber zu viele Probleme auf einmal bestehen, verschlechtert sich der Stoffwechsel über diverse Teufelskreise immer mehr, sodass man ohne therapeutische Hilfe nicht mehr auskommt.

GUTE VERSUS SCHLECHTE ENTGIFTER

Du verstehst nun: Die HPU kann alle vier Phasen der Entgiftung beeinträchtigen. Es gibt aber noch andere Faktoren, die unsere Entgiftungsleistung beeinflussen. Hast du dich schon einmal gefragt, warum es Leute gibt, die bis zu ihrem 100. Geburtstag täglich 20 Zigaretten rauchen können, und andere bei diesem Versuch sehr früh an verschiedenen Krankheiten sterben? Oder warum jemand viele Medikamente nehmen kann ohne die geringsten Nebenwirkungen zu spüren, während andere gefühlt alle im Beipackzettel aufgeführten Symptome bekommen?

Wie gut wir entgiften können, hängt neben den Mikronährstoffen und Häm auch von unserer genetischen Ausstattung ab. Im Rahmen der Nutrigenetik, welche wir im entsprechenden Kapitel näher ab Seite 189 erörtern, wird deutlich, dass es sehr häufig vorkommt, dass unsere Gene durch sogenannte Polymorphismen (Vielgestaltigkeit) verändert sind. Dadurch sind die Enzyme, die durch diese Gene codiert werden, geringfügig verändert, was ihre Arbeitsleistung beeinflussen kann. Im Entgiftungssystem gibt es einige wichtige Polymorphismen, welche die Entgiftungsleistung herabsetzten können. Treten mehrere Polymorphismen gleichzeitig auf, kann es zu einer starken Einschränkung der Entgiftungsleistung kommen.

Für Experten

Folgende Polymorphismen sind in der Praxis häufig anzutreffen:

- Glutathtiontransferase M1, T1 und P1 – wichtig bei der Kopplung von Zwischenprodukten aus der Phase I an das Glutathion
- MTHFR (Methyl-Tetrahydrofolat-Reduktase) – Enzym, das aktive Folsäure herstellt und an der Bereitstellung der für die Entgiftung wichtigen Methylgruppen beteiligt ist
- CBS (Cystathion-ß-Synthetase) – Enzym, das am Aufbau von Cystein und damit auch Glutathion beteiligt ist, auch Abbau vom toxischem Homocystein
- SUOX (Sulfit-Oxidase) – Abbau von Schwefelverbindungen, Schwefelwasserstoff
- COMT (Catechol-O-Methyltransferase) – Abbau von Stresshormonen

In der Praxis macht es die Therapie einer HPU einfacher, wenn man weiß, wie gut der Körper in der Phase II arbeitet und wie gut er die Glutathiontransferasen herstellen kann. Auch das Wissen um bestehende Polymorphismen im MTHFR- und CBS-Gen verschafft einem Vorteile, gerade bei chronischen Multisystemerkrankungen, bei denen man davon ausgehen muss, dass sich im Körper mehr Toxine als im Normalfall befinden.

Bei der Basisbehandlung der HPU sorgen wir durch die Gabe von aktivem Vitamin B_6, Zink und Mangan dafür, dass die Phase-I-Entgiftung nach und nach schneller und effektiver abläuft. Natürlich werden dabei auch die anderen Entgiftungsphasen angeregt, aber wenn die Phase II zu langsam ist und der Phase I nicht hinterherkommt (wir erinnern uns, dass die Phase I giftige Zwischenprodukte ausgibt, die teilweise giftiger sind als der Ausgangsstoff), dann kann es aufgrund von zunehmendem oxidativen Stress Beschwerden im Rahmen der Therapie geben. Die Symptome werden dann nicht besser, sondern schlechter. Gerade wenn ein GST-Polymorphismus (in der Praxis sehen wir oft eine Deletion der GST-M1 und GST-T1; siehe Seite 47) zusammen mit einem MTHFR- beziehungsweise CBS-Polymorphismus auftritt, kann es Probleme bei der HPU-Therapie geben. Denn dann hat der Körper nicht nur weniger Enzyme zur Verfügung, um die Zwischenprodukte der Phase I an das Glutathion zu koppeln und sie so zu neutralisieren. Er kann zudem auch weniger Glutathion herstellen. Diese Probleme kann man, sofern sie über eine genetische Analyse bekannt sind, bei der HPU-Therapie gezielt abfangen.

4

Folgeerkrankungen der HPU

Die HPU bezeichnen wir nicht als eigenständige Erkrankung, sondern als eine Stoffwechselstörung und auch Entgiftungsstörung. Sie schwächt viele Funktionen in unserem Stoffwechsel. Der Mikronährstoffmangel von Zink, Mangan und Vitamin B_6, aber auch die geschwächte Entgiftungsleistung führen zu einer höheren Toxinbelastung im Körper. Die Toxinbelastung schwächt wiederum den Stoffwechsel, und schon befindet sich der HPUler in einer Abwärtsspirale. Das kann zahlreiche Folgeerkrankungen nach sich ziehen.

SCHWACHSTELLE HPU

Dieses Kapitel soll und kann nicht vollständig alle Ursachen und Zusammenhänge der hier aufgeführten, häufig mit einer HPU verknüpften Erkrankungen beschreiben, sondern konzentriert sich darauf, warum die HPU eine Schwachstelle im Zusammenhang mit einer bestimmten Erkrankung darstellt.

An dieser Stelle möchten wir darauf aufmerksam machen, dass die HPU nicht die alleinige Ursache für verschiedene Krankheiten ist, sondern häufig eine Stellschraube darstellt, die es zu finden und möglicherweise festzuziehen gilt, damit sich alle Zahnräder wieder besser drehen können.

HPU ALS AUSLÖSER EINER MITOCHONDRIOPATHIE

Die Mitochondrien sind äußerst wichtig für die Energieversorgung unseres Körpers. Beim Vorliegen einer HPU kommt es meist zu einer Leistungsminderung der Mitochondrien. In diesem Kapitel soll klar werden, warum eine Störung der Mitochondrien durch die HPU so weitreichende Folgen hat.

Damit wir für unsere körperlichen und geistigen Aktivitäten genügend Energie haben, müssen wir unserem Körper Brennstoffe und damit Energie in Form von Nahrung zukommen lassen. Damit unsere Zellen diese Energie benutzen können, muss sie vorher in eines der wichtigsten Moleküle des Körpers umgewandelt werden – das Adenosintriphosphat (ATP). Der größte Teil dieses ATP wird in unseren Mitochondrien hergestellt, die auch gern als Kraftwerke der Zellen bezeichnet werden. Mitochondrien sind sehr klein und in nahezu jeder Zelle des Körpers reichlich vorhanden. Man schätzt, dass es rund 1500 pro Zelle sind. Je mehr Energie ein Organ oder Gewebe benötigt, desto mehr Mitochondrien können wir dort finden. So beherbergt zum Beispiel eine Herzmuskelzelle ungefähr 3000 Mitochondrien, eine Zelle im Nervengewebe rund 6000 Mitochondrien. Sie stammen wahrscheinlich aus Ur-Bakterien, welche vor Millionen von Jahren mit Zellen von anderen Lebewesen verschmolzen sind. Diese Urbakterien haben unseren Zellen ihr hochkomplexes Zellatmungssystem zur Verfügung gestellt und dürfen dafür andere Zellprozesse für sich nutzen. In der Biologie nennt man so etwas eine Symbiose, also eine Win-win-Situation. Die Mitochondrien verfügen auch über eine eigene DNA und teilen sich ähnlich wie Bakterien.

Die wichtigste Aufgabe der Mitochondrien ist es, die Nahrungsenergie mithilfe des Sauerstoffs, den wir einatmen, zu einem für alle chemischen Reaktionen nutzbaren Supertreibstoff, dem ATP, umzuwandeln. In der Regel produzieren wie täglich so viel ATP, wie wir wiegen.

Defekte der Mitochondrien werden Mitochondriopathien genannt, von denen man zwei Formen unterscheidet.

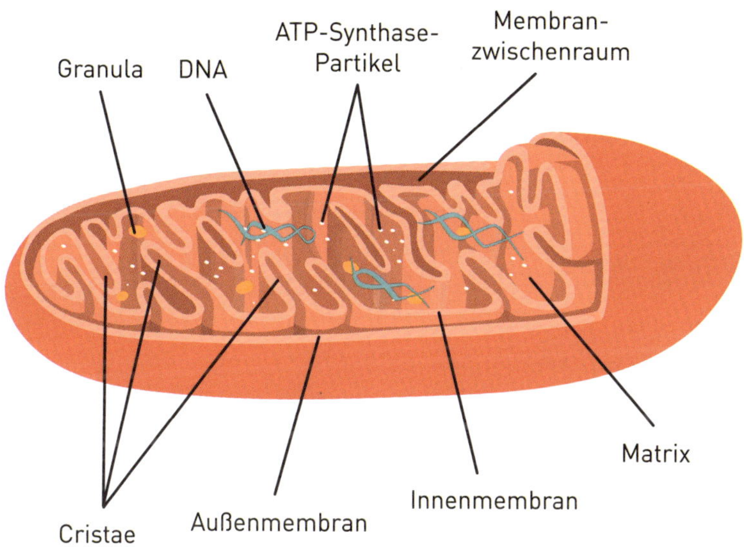

Mitochondrien sind von zwei Hüllmembranen umschlossen und innen von der sogenannten Matrix ausgefüllt. In diese Matrix ragen Einstülpungen hinein (Cristae), die der Oberflächenvergrößerung dienen.

Es gibt die primäre Form der Mitochondriopathie, die genetisch bedingt ist. Sie resultiert in schweren Erkrankungen, die schon in der frühen Kindheit auftreten, oft zu Behinderungen führen und meist in den pädiatrischen und neurologischen Abteilungen der Universitätskrankenhäuser behandelt werden. Die sekundäre Mitochondriopathie, um die es hier geht, wird im Laufe des Lebens erworben. Wenn wir also jetzt von Mitochondriopathie sprechen, ist immer diese zweite Form gemeint. Eine solche erworbene oder »sekundäre« Mitochondriopathie kann durch Antibiotika, Schwermetalle und andere, hauptsächlich fettlösliche Umweltgifte, chronische Infektionen, Medikamente und chronischen Stress (Neurostress) ausgelöst werden. Obwohl die Mitochondriopathie schon lange erforscht ist, findet sie in der Standardmedizin noch viel zu wenig Beachtung.

Eine HPU hat zahlreiche Folgen für die Gesundheit unserer Mitochondrien, sodass wir dieses grundlegende Thema hier etwas genauer erörtern.

FUNKTION DER MITOCHONDRIEN

Man kann sich ein Mitochondrium wie eine kleine Fabrik vorstellen, in der zum Beispiel Holz (unsere Nahrung) verbrannt wird, und dabei Strom = Energie = ATP entsteht. Als Abfallprodukt entstehen Abgase, die aus dem Schornstein entweichen und Hitze erzeugen (freie Radikale). Chemisch gesehen, wird in den Mitochondrien Wasserstoff auf Sauerstoff übertragen, wodurch eine Menge Energie und Wasser entstehen. Wer sich noch an den Chemie- oder Biologieunterricht in der Schule erinnert, weiß, dass diese Reaktion auch Knallgasreaktion genannt wird. Damit unsere Zellen aber nicht ständig explodieren und in die Luft fliegen, läuft die Reaktion in den Mitochondrien schrittweise in einer sogenannten Elektronentransportkette, auch oft Atmungskette genannt, ab, sodass am Ende kontrolliert die Energie (ATP) entsteht. Damit diese Abläufe reibungslos funktionieren, benötigen die Zellen eine Reihe von Mikronährstoffen und Enzymen.

Um die Energieträger, letztlich unsere Nahrung, in Form von Glucose, Proteinen und Fetten in die Mitochondrien hineinzutransportieren beziehungsweise sie dafür vorzubereiten, benötigen die Zellen unter anderem B-Vitamine und Mineralien wie Magnesium, damit die Förderbänder mit dem Holz rollen. Im Kraftwerk selbst benötigen wir den Sauerstoff und Häm, Eisen, Kupfer, Coenzym Q10 und Magnesium zum Betrieb der Turbinen. Zum Filtern des Dampfes und zur Kühlung (Neutralisieren der freien Radikale) werden Enzyme wie zum Beispiel die bereits erwähnten Superoxiddismutasen (SOD) benötigt, welche nur mit den Kofaktoren Mangan, Zink und Kupfer gebaut werden können. Auch spielen hier wieder das Glutathionsystem und das Spurenelement Selen, aber auch andere Antioxidanzien wie Vitamin C, E und Liponsäure eine große Rolle. Denn damit wird die Fabrik sozusagen gekühlt, und die Dämpfe werden gefiltert.

Wenn wir nun genug essen (also genug Holz geliefert wird), aber aufgrund eines B-Vitaminmangels das Holz nicht in die Kraftwerke gelangt oder aber aufgrund eines Coenzym Q10- oder Eisenmangels die Turbinen nicht funktionieren oder auch die Abgase nicht richtig gefiltert werden und alle Arbeiter an einer Vergiftung sterben oder die Fabrik überhitzt aufgrund eines Mangan- oder Zinkmangels, wird am Ende nicht genug Strom produziert, oder im schlimmsten Fall wird die Fabrik kaputtgehen, und es wird in dieser Fabrik gar kein Strom produziert.

WO GEHOBELT WIRD, FALLEN SPÄNE (RADIKALE)

Unsere Mitochondrien sind sehr empfindlich. Die Mitochondrien-DNA ist auch nicht so gut geschützt wie unsere DNA im Zellkern. Somit müssen sie zahlreichen Angriffen trotzen, die unser moderner Lebensstil mit sich bringt, doch dazu später mehr.

Zurück zu unserer Fabrik: Bei der Energieproduktion (ATP) entstehen hochreaktive Abfallprodukte: Zum einen das Kohlendioxid, das wir ausatmen müssen, und freie Radikale (»Abgase«), die neutralisiert werden müssen, da sie der Fabrik schaden können.

Für Experten

Bei der Umwandlung eines Moleküls Glucose entstehen außerhalb des Mitochondriums zwei ATP und innerhalb 28 ATP! An dieser Stelle sollte klar werden, was es für die Energie bedeutet, wenn das Mitochondrium nicht korrekt arbeitet.

TIPPS:
Im Labor kann man übrigens die Zwischenprodukte des Citratzyklus als organische Säuren im Urin messen und damit Rückschlüsse auf Funktionsstörungen und somit auch Mängel an einzelnen Abschnitten ziehen. Dieser Test wird in einigen Laboren Organix-Test genannt.

Das Verhältnis von Lactat und Pyruvat kann man im Blut oder im Urin messen. Es gibt indirekt Auskunft über eine mögliche Störung im Mitochondrium (Lactat ist erhöht). Auch ATP kann man messen. Beide Werte helfen, den Ursprung der Störung zu finden.

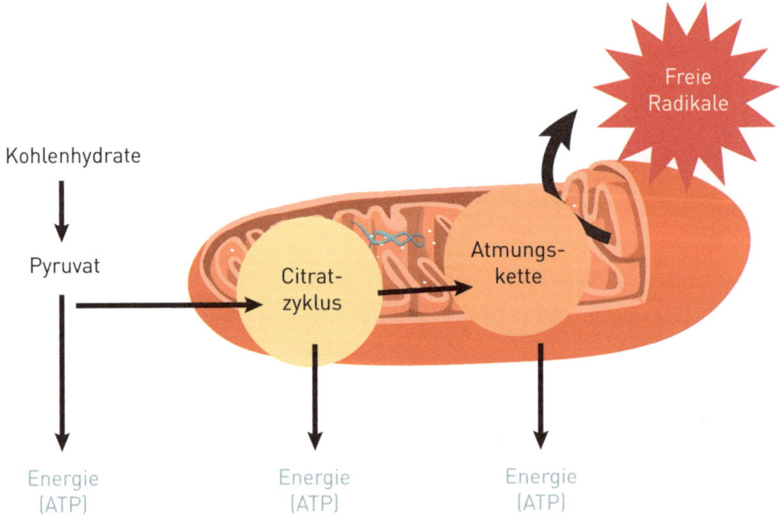

Bei der Energieproduktion (ATP) entstehen in den Mitochondrien neben Kohlendioxid freie Radikale, die neutralisiert werden müssen.

Unsere Mitochondrien haben verschiedene Schutzsysteme, die diese freien Radikale abfangen und neutralisieren. Eine wichtige Familie dieser Enzyme sind die Superoxiddismutasen (SOD), die Spezialisten für die Neutralisierung der Superoxide sind. Im Zellplasma gibt es die Superoxiddismutasen (SOD1), die Kupfer und Zink enthalten. Die sehr wichtigen Superoxiddismutasen, die direkt in die Membranen der Mitochondrien eingebaut sind, sind die SOD2. Sie enthalten Mangan. Ein wichtiger Grund, sich um den Manganhaushalt, der gerade bei der HPU oft nicht ausgeglichen ist, zu kümmern.

Diese Superoxiddismutasen wandeln dann die freien Superoxidradikale zu Wasserstoffperoxid (H_2O_2) um. H_2O_2 ist auch sehr reaktiv und muss weiter abgebaut werden. Das erledigen Enzyme, die Katalasen genannt werden (sie enthalten Eisen und Mangan). H_2O_2 kann auch durch das Glutathionsystem abgebaut werden. Dabei arbeitet dann ein Enzym namens Glutathionperoxidase (GPX; es enthält Selen) mit dem reduzierten Glutathion zusammen und wandelt die Radikale zu Wasser um, wodurch das Glutathion verbraucht wird (und sogenanntes oxidiertes Glutathion entsteht, welches recycelt werden muss).

Für Experten

Freie Radikale entstehen in den Mitochondrien auch, weil immer mal wieder ein Elektron in der Elektronentransportkette »vom Band fällt« (man nennt dies Elektronenleck) und dann mit anderen Substanzen reagiert. Die Elektronen reagieren sehr leicht mit Sauerstoff. Leider geschieht das nicht immer vollständig und kontrolliert mit Wasserstoff zu Wasser, sondern es gibt auch unvollständige Reaktionen ohne Wasserstoff, bei denen dann das Superoxidradikal entsteht, das ein Ausgangstoff für viele andere Radikale ist. Das Superoxidradikal wird zu den ROS (reaktive Sauerstoffspezies) gezählt, über die wir schon mehrfach gesprochen haben (Seite 70). Wir haben auch schon erwähnt, dass diese Radikale nicht per se gesundheitsschädlich sind, denn wir brauchen sie auch zum Beispiel in den Immunzellen, um etwa Bakterien abzutöten. Ein Elektronenleck entsteht übrigens vermehrt beim Sport, wenn der Elektronentransport an der Mitochondrienmembran extrem erhöht ist.

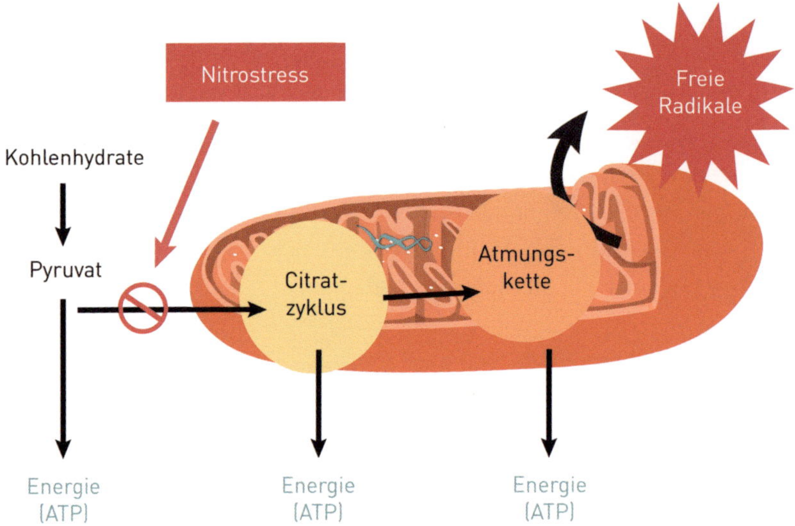

Stickstoffmonoxid und seine Folgeprodukte Nitrotyrosin und Peroxinitrit hemmen die Mitochondrienfunktion: Nitrostress entsteht.

Wenn unsere Schutzsysteme nicht gut genug arbeiten, weil zum Beispiel zu wenig Mangan als Baustoff für die SOD2 da ist oder wir einen Glutathionmangel haben, weil zu wenig Cystein zu Glutathion verarbeitet wird, oder insgesamt zu viele Radikale anwesend sind, dann können dadurch unsere Fabriken, die Mitochondrien, massiv geschädigt werden.

Wasserstoffperoxid H_2O_2 ist übrigens ein Bleichmittel. Können wir es zum Beispiel durch einen Glutathionmangel nicht vernünftig neutralisieren, können sogar graue Haare in jungen Jahren die Folge sein.

Neben den Sauerstoffradikalen (ROS) entstehen in den normalen Zellprozessen mit Stickstoffmonoxid (NO) noch andere Radikale, die Stickstoffradikale (RNS, *reactive Nitro Species*), welchen wir schon beim Thema nitrosativer Stress besprochen haben. Ein sehr bekannter Stoff dieser Gruppe, und sicherlich eine der gefährlichsten Verbindungen im Körper, ist das Peroxinitrit.

Für Experten

In den letzten Jahren konnte gezeigt werden, dass nicht alle zellulären Schädigungen dem oxidativen Stress zugeordnet werden können, sondern auch das Ergebnis einer gesteigerten Produktion vom physiologisch vorkommenden Stickstoffmonoxid und der Reaktion mit Produkten des oxidativen Stresses sind.

Als nitrosativer Stress wird die übermäßige Bildung von Stickoxid (NO, Stickstoffmonoxid) und das Hauptreaktionsprodukt Peroxynitrit bezeichnet. Peroxynitrit ist eines der aggressivsten Radikale, die wir kennen. Es entsteht durch die Reaktion des Radikals Hyperoxid-Anion (O_2^-) mit Stickstoffmonoxid (NO). Peroxynitrit ($ONOO^-$) und Stickstoffmonoxid werden zusammen als reaktive Stickstoffspezies bezeichnet und sind, wie die Sauerstoffradikale, hochreaktive Verbindungen.

Oxidativer Stress und nitrosativer Stress sind zellschädigende Oxidanzien, welche durch Antioxidanzien entschärft werden müssen. Durch Schadstoffe und auch Medikamente und Entzündungen wird unter anderem die Bildung von Stickoxid gesteigert. Das NO selbst wird durch das Enzym NO-Synthase aus der Aminosäure Arginin gebildet und ist ein wichtiger Regulator, um zum Beispiel die Blutgefäße zu erweitern und die Produktion von Mitochondrien zu fördern.

Wenn nun jedoch oxidativer Stress herrscht und sich viele Sauerstoffradikale in der Zelle befinden, kann das NO zum gefürchteten Peroxynitrit reagieren. Auch bei einem Mangel an der Aminosäure Arginin oder am Kofaktor Tetrahydrobiopterin (BH4) kann Peroxynitrit entstehen.

Diesen Prozess bezeichnet man als Entkopplung des Enzyms NO-Synthase. Dabei entstehen durch einen fehlgeleiteten Elektronenfluss Sauerstoffradikale, die wiederum mit dem verbliebenen NO zu Peroxynitrit reagieren. Da hierbei auch weniger NO produziert wird, fehlt dieser wichtige Regulator an vielen Stellen. In der Folge kann der Körper unter anderem die Blutgefäße nicht mehr richtig steuern, aber auch weniger Mitochondrien bilden. Durch das Peroxynitrit werden zudem die restlichen Mitochondrien geschädigt.

Vitamin B_{12} gilt als wichtigster Stoff, um nitrosativen Stress zu neutralisieren. Bekannt geworden ist der nitrosative Stress durch den von Dr. Pall beschriebenen $NO/ONOO^-$-Zyklus – ein Teufelskreis, der bei vielen chronischen entzündlichen Erkrankungen wie zum Beispiel CFS (*chronic fatigue syndrome*, »chronisches Erschöpfungsssyndrom«), MCS (*multiple chemical sensivity*, »multiple Chemikaliensensibilität«) und Fibromyalgie eine Rolle spielt.

Der schlimmste Stress für unsere Mitochondrien ist der nitrosative Stress. Er sorgt für Beschädigungen an den Mitochondrien selbst und stört unter anderem den Transport des Pyruvats in das Mitochondrium (Transport von »Holz« in die »Fabrik«). Pyruvat wird zu Milchsäure (Lactat) vergoren und führt zu einer Gewebeübersäuerung, was für den Stoffwechsel und die Entgiftung nicht förderlich ist (siehe Abschnitt »Zellzwischenraum als Entgiftungsdeponie«, Seite 77). Aber auch das Mitochondrium wird durch das Lactat in der Arbeit behindert.

Häufig führt die moderne Lebensweise unserem Körper zu viele Kalorien und gleichzeitig aber zu wenig Mikronährstoffe zu, was die Funktion unserer Mitochondrien beeinträchtigt. Übergewicht blockiert den Kohlenhydratstoffwechsel und führt zu einer schlechten Funktion der Mitochondrien.

Der Stoffwechsel der Kohlenhydrate, wie am Beispiel der Glucose erklärt, ist eng mit dem Fettstoffwechsel verbunden. Denn wenn der Fettstoffwechsel aufgrund ungenügenden Trainings schlecht funktioniert oder wenn der Körper zu viel Fett eingelagert hat, wird auch der Kohlenhydratstoffwechsel unterdrückt. Das Ganze resultiert irgendwann in einer Insulinresistenz, einer Vorstufe von Typ-2-Diabetes (*Diabetes mellitus*). Unvollständig verbrannte Fettsäuren oder auch solche, die durch zu viel oxidativen Stress oxidieren (ranzig werden), unterdrücken das Signal des wichtigen Hormons Insulin. Insulin wirkt dann nicht mehr am Muskel und lässt die für den Körper wichtige Glucose nicht mehr in die Zellen. Zum einen entstehen dadurch die bekannten Zellschäden, die beim Diabetes so gefürchtet sind, zum anderen gelangt der Zucker nicht mehr in die Zellen und damit in die Mitochondrien. Das ist so, wie wenn das Holz nicht mehr auf das Firmengelände transportiert werden kann. Leider ist mit diesem Weg auch der Einstrom von Magnesium in die Zelle verknüpft, sodass die Zelle auch einen Magnesiummangel erfährt. Wie wir gesehen haben, wird das Magnesium für viele Prozesse der Energieverbrennung benötigt.

Die freien Radikale werden nicht nur durch unsere Mitochondrien selbst erzeugt, sondern können auch andere Ursprünge haben wie:

- HPU
- Mikronährstoffmängel

- Umweltgifte (fettlösliche)
- belastete Nahrungsmittel (zum Beispiel Glyphosat)
- Chemikalien
- Medikamente (Fettsenker, Antibiotika, Chemotherapeutika und so weiter)
- Schwermetalle (zum Beispiel Quecksilber, Blei, Arsen, Cadmium)
- Strahlung (auch WLAN, LTE, 5G)
- chronische Entzündungen
- chronisch latente Virusinfektionen
- psychischer Stress
- extremer Sport
- kohlenhydratreiche Ernährung, Fehlernährung
- Entgiftungsstörungen

Somit müssen unsere körpereigenen Schutzmechanismen, die eigentlich dafür da sind, unsere Fabrik vor sich selbst zu schützen, auch noch den Schutz der empfindlichen Mitochondrien vor anderen äußeren Einflüssen übernehmen (die Fabrik muss vor Unwetter, Wasserschaden, Blitzeinschlag und dergleichen zusätzlich geschützt werden), damit Erschöpfung, Müdigkeit und viele andere Erkrankungen, die durch einen Energiemangel mitausgelöst werden, verhindert werden. Das kann die Schutzmechanismen überfordern.

Wir haben bereits erwähnt, dass Mitochondrien über ihre eigene DNA verfügen (mtDNA), die sie von anderen Zellorganellen unterscheidet. Mitochondrien haben jedoch keine Reparaturmechanismen, welche die eigene Erbsubstanz vor Schäden schützt, wie unsere »normale DNA im Zellkern«. Daher sind die Mitochondrien besonders den Angriffen von Radikalen ausgeliefert. Bei einem Überschuss an freien Radikalen kommt es schnell zu einer Schädigung mit verminderter Energiebildung bis hin zum kompletten Absterben des Mitochondriums. Die freigelegte mtDNA der Mitochondrien beeinflusst die Zelle negativ. Im Laufe des Lebens können sich die Schäden an den Mitochondrien summieren, und die Lebenskraft und Energie nehmen stetig ab. Außerdem führen sie zu verschiedenen Multisystemerkrankungen und sind eine Mitursache vieler Zivilisationskrankheiten. Der Schutz unserer Mitochondrien sollte eine primäre Stellung in jeder Vorsorgetherapie sein.

Die folgenden Erkrankungen werden häufig mit einer sekundären Mitochondriopathie in Verbindung gebracht:

- Depressionen
- Burn-out-Syndrom
- Fibromyalgie
- ADHS
- Demenz, Alzheimer, ALS (amyotrophe Lateralsklerose, eine Erkrankung des motorischen Nervensystems), Morbus Parkinson, Multiple Sklerose
- Autoimmunerkrankungen wie Rheuma oder Hashimoto-Thyreoiditis
- Typ-2-Diabetes (*Diabetes mellitus*), Übergewicht, Bluthochdruck, Arteriosklerose
- Infektanfälligkeit
- Allergien, Asthma
- chronische Schmerzsyndrome, Migräne

MITOCHONDRIEN VERMEHREN

Wenn man viel Energie haben will und vital und fit sein möchte, sollte man seine Mitochondrien gesund halten und auch dafür sorgen, dass kranke und alte Mitochondrien abgebaut werden und neue frische Mitochondrien entstehen. Es gibt ein wichtiges Protein (PGC-1alpha), das den Stimulus für neue Mitochondrien gibt. Zum einen ist der wichtigste Regler für diese stimulierende Protein das aktive Schilddrüsenhormon T3, daher ist es wichtig, die Schilddrüsenfunktion unter Kontrolle zu haben, wie wir im nächsten Kapitel sehen werden.

Des Weiteren stimulieren vor allem Kalorienrestriktion (weniger essen beziehungsweise fasten), Sport und Kälte das Mitochondrienwachstum. Der Zelle wird signalisiert, dass mehr Energie produziert werden muss. Bewegung kann dieses Protein direkt im Muskel aktivieren. Auch Stickoxid (NO) kann eine Stimulation bewirken, das wird zum Beispiel beim Sport oder beim Fasten vermehrt gebildet.

DIE BILDUNG NEUER MITOCHONDRIEN WIRD GEFÖRDERT DURCH:

- Kalorienrestriktion
- Reduzierung von Kohlenhydraten
- Ernährung mit reichlich grünem Gemüse und Obst in allen Farben (sekundäre Pflanzenstoffe)
- moderater Fleischkonsum (Wild) (enthält alle wichtigen »mitotropen« Mikronährstoffe wie Zink, Carnitin, Omega-3-Fettsäuren, Vitamin A und so weiter)

Vielleicht hast du bereits von der Forschungsarbeit von Dr. Sinclair gehört? Er hat herausgefunden, dass Resveratrol, ein sekundärer Pflanzenstoff, der zum Beispiel in roten Trauben vorkommt, unsere Mitochondrien vermehrt. Es wird ein sogenanntes SIRT-Gen aktiviert, das letztlich einen ähnlichen Prozess in der Zelle auslöst, als würden wir wenig essen, also für einen Energiemangel sorgt. Daher ist die Aufnahme von vielen verschiedenen sekundären Pflanzenstoffen, den Polyphenolen, so wichtig.

GESUNDE FARBENFREUDE

Es gibt eine Weisheit, die besagt, einmal täglich den »Regenbogen« zu essen, also Obst und Gemüse in allen Farben zu sich zu nehmen. Auf diese Weise führen wir dem Körper alle wichtigen sekundären Pflanzenstoffe zu.

Wesentliche Mikronährstoffe für die Mitochondrien sind:

- B-Vitamine
- Coenzym Q10
- Eisen
- Zink
- Kupfer
- Mangan
- L-Carnitin
- Omega-3-Fette
- Liponsäure
- Vitamin C
- Cystein (als Vorstufe vom Glutathion)
- Polyphenole (sekundäre Pflanzenstoffe)
- Ribose

Bei der HPU reicht die Ernährung für die optimale Versorgung mit einigen Mikronährstoffen anfangs nicht aus, aber wichtig ist eine angemessene Mikronährstoffzufuhr, da hier zu hohe Dosen auch keinen Effekt haben. Wir haben gesehen, dass eine kohlenhydratreduzierte Ernährung – wie zum Beispiel nach der Logi-Methode (die Abkürzung steht für *Low Glycemic Index*, also niedriger glykämischer Index), allerdings bei HPU ohne Fisch und Kuhmilch – einen positiven Effekt hat. Wichtig ist, dass man nicht zu lange in der Kalorienrestriktion, der sogenannten Ketose verbleibt, also zum Beispiel zu lange fastet, da dann auch das Schilddrüsenhormon T3 heruntergefahren wird. Somit sollte man hier ketogene Ernährungsphasen nur intervallmäßig durchführen oder schonende, nicht radikale Verfahren wie die erwähnte Logi-Methode anwenden oder auch ein Intervallfasten.

MITOCHONDRIENFUNKTION MESSEN

Die üblichen Laboruntersuchungen, die in den meisten Arztpraxen durchgeführt werden, erfassen die Störungen der Mitochondrien nicht. Auch wird in der Regel kein Test auf oxidativen beziehungsweise nitrosativen Stress gemacht. Eine mitochondriale Dysfunktion kann unter anderem mit folgenden Laborwerten erfasst werden:

- zelluläres ATP, zum Beispiel als bioenergetischer Gesundheitsindex (Bestimmung definierter bioenergetischer Parameter)
- Lactat- beziehungsweise Pyruvat-Quotient (kann man auch im Urin messen)
- organische Säuren als Organix-Test (Urin-Test)
- Citrullin im Urin oder Nitrotyrosin als Marker für nitrosativen Stress
- oxidiertes LDL, Lipidperoxidation, MDA-LDL als Marker für oxidativen Stress
- Ursachensuche einer Mitochondriopathie:
  - Mineralanalyse im Vollblut
  - Vitaminstatus
  - Fettsäureanalyse
  - Messung der Stresshormone (Neurostress)
  - Suche nach chronischen viralen und bakteriellen Infekten (Elispot-Tests, Lymphozytentransformationstests)

AUSWIRKUNGEN EINER HPU AUF DIE MITOCHONDRIEN

Jetzt haben wir viel über die sehr wichtigen Mitochondrien gesprochen. Wir haben gesehen, dass sie extrem empfindlich sind und folglich zu zahlreichen Störungen neigen. Sind sie nachhaltig gestört, macht uns das nicht nur müde, sondern krank.

Wenn man auf die Suche nach dem Auslöser für eine Mitochondriopathie geht, findet man meist gleich mehrere Auslöser, die sich summieren und oft auch eigene Teufelskreise bilden. Da die HPU eine Entgiftungsstörung aller Entgiftungsphasen darstellt, wird klar, dass wir sämtliche Giftstoffe, mit denen wir täglich konfrontiert sind, nur schwer wieder loswerden können.

Somit steigt das Risiko, dass diese Substanzen direkt oder durch den entstehenden oxidativen beziehungsweise nitrosativen Stress die Mitochondrien schädigen. Bereits ein einziges Quecksilberatom in der Zelle kann zahlreiche Mitochondrien massiv schädigen und ausschalten.

Wir wissen, dass der Körper durch die HPU vermehrt freien Radikalen (sowohl oxidativem wie auch nitrosativem Stress) ausgesetzt wird. Zum einen ist das defekte Häm, welches entsorgt werden muss, selbst schädigend, aber durch die HPU laufen auch viele antioxidative Systeme schlechter. Somit sind die Mitochondrien vermehrt diesem Stress ausgesetzt und können geschädigt werden.

Aufgrund des Vitamin-B_6-Mangels kann der HPUler weniger Glutathion herstellen, das ein wichtiger Schutzstoff für Radikale (»Abgase in der Fabrik«) ist. Aufgrund des Vitamin-B_6-Mangels können aber auch aus dem Vitamin B_3 weniger NAD (unsere »Schubkarren« in der Fabrik) hergestellt werden, was zu einem Problem in unseren Fabriken führt. Vitamin B_6 wird darüber hinaus bei der Produktion und Aktivierung von Coenzym Q10 benötigt, das auch in der Elektronentransportkette erforderlich ist, sodass bei einem Vitamin-B_6-Mangel auch dort ein Problem entsteht.

Weiterhin wird durch einen Vitamin-B_6-Mangel die Synthese von L-Carnitin behindert, ein wichtiger Nährstoff, der sowohl Fettsäuren in die Mitochondrien transportiert, aber auch bestimmte Abfallstoffe aus den Mitochondrien heraustransportiert. Es handelt sich damit um eine Störung, die zum Energiemangel (fehlender Fettsäuretransport als wichtiger Energieträger) und zur Belastung der Mitochondrien führt, wodurch das Mitochondrium schlechter arbeitet. Auch die Bildung von Taurin, einem wichtigen Nährstoff für die Entgiftung, wird durch einen Vitamin-B_6-Mangel beeinträchtigt.

Die Superoxiddismutase (SOD2), die in den Mitochondrienmembranen sitzt und diese direkt vor den Radikalen schützt, kann nur mit Mangan gebaut werden. Da es bei der HPU zu einem Mangel an Mangan kommt, kann dieses sehr wichtige Schutzenzym schlechter gebildet werden.

Der HPU-bedingte Häm-Mangel führt zu einem Mangel an einer wichtigen »Turbine« in den Fabriken. Gemeint ist hier das Cytochrom C, das wir in der Elektronentransportkette in den Mitochondrien benötigen. Haben wir hier einen Mangel, können die Mitochondrien nicht richtig arbeiten und produzieren weniger ATP. Auch der erwähnte Citratzyklus (der unsere »Schubkarren« herstellt) benötigt unter anderem Mangan als Kofaktor, sodass dieser Zyklus innerhalb der Mitochondrien auch schlechter ablaufen kann, was wiederum zu einem Energiemangel führt.

Auch der Magnesiummangel, der häufig bei HPU beobachtet wird, führt sowohl außerhalb der Mitochondrien (bei der Vorbereitung des Holzes für die Fabriken), als auch in unseren Mitochondrien in der Elektronentransportkette (in den Turbinen) zu Bauproblemen, sodass es bei einem Mangel zu Produktionsproblemen vom ATP kommt.

Darüber hinaus können wichtige essenzielle Omega-3-Fettsäuren wie DHA (Docosahexaensäure) und EPA (Eicosapentaensäure) nicht genügend aus den pflanzlichen Vorstufen wie der Alpha-Linolensäure (ist im Leinöl enthalten) hergestellt werden, da wir hierfür Vitamin B_6 und Zink benötigen, welche bei HPU im Mangel sind. Diese Fettsäuren sind aber wichtig für den Bau der Mitochondrienmembranen.

Eine HPU liefert zahlreiche Gründe für Funktionsstörungen der Mitochondrien. Daher ist es wenig verwunderlich, dass Erschöpfung und Müdigkeit die am häufigsten zu beobachtenden Symptome der HPU sind.

Es gibt auch Ausführungen von Ärzten wie Dr. Bodo Kuklinski, die darlegen, dass die KPU beziehungsweise die HPU durch eine Mitochondriopathie ausgelöst werden kann. Diese Gedanken sind sicherlich richtig. Da die HPU familiär gehäuft auftritt, gehen wir von einer genetisch bedingten Stoffwechselstörung aus. Denkbar ist auch, dass Schwermetalle die Enzyme der Häm-Bildung blockieren und so eine HPU auslösen. Zum heutigen Zeitpunkt ist die Ursache der HPU noch nicht vollständig geklärt. Wir wissen aber, und das ist für die Betroffenen viel wichtiger, dass wir mit der Behandlung der HPU sehr gute Erfolge erzielen können.

HPU UND PSYCHISCHE BESCHWERDEN

Es ist davon auszugehen, dass ein großer Teil, wenn nicht sogar die meisten »psychiatrischen Störungen« eine organische Ursache haben und nicht allein durch psychische Auslöser entstanden sind. In den letzten Jahrzehnten konnte die Medizin tiefgreifende Erkenntnisse über die Biochemie unseres Gehirns und Nervensystems erlangen, und es konnten auch viele genetische Ursachen für Störungen gefunden werden, wobei wir immer noch nicht das gesamte System verstehen. Unser Gehirn besteht aus Milliarden von Gehirnzellen und jede Zelle kann bis zu 1000 Verbindungen zu anderen Zellen haben – wir beherbergen also ein sehr komplexes System in unserem Kopf.

Seit den 1970er-Jahren haben Wissenschaftler zunehmend Erkenntnisse über die sogenannten Nervenbotenstoffe, die Neurotransmitter, gewonnen, welche die Signale von Nervenzelle zu Nervenzelle über die Synapsen übermitteln. Die bekanntesten Neurotransmitter sind Serotonin, unser »Glückshormon«, Dopamin, Glutamat, Gamma-Aminobuttersäure (GABA), Adrenalin, Noradrenalin und Acetylcholin. Letztlich gibt es aber hunderte von aktiven Substanzen im Gehirn.

Gleich zu Beginn der Forschungen zeigte sich, dass bestimmte Mikronährstoffe eine Rolle in der Behandlung von psychischen Krankheiten spielen. Diese Untersuchungen basieren auf umfangreichen Forschungen von den in den USA praktizierenden Ärzten Dr. Hoffer, Dr. Pfeiffer und Dr. Walsh, sodass gerade in den USA die sogenannte orthomolekulare Psychiatrie (Einsatz von Mikronährstoffen) ein immer größerer Bestandteil der Behandlung gerade bei integrativ tätigen Ärzten wurde.

Aufgrund der Komplexität unseres neurologischen Systems ist es nicht einfach, die Ursachen für psychische Krankheiten herauszufinden. Unser Gehirn ist aufgrund seiner Vielfalt an aktiven Stoffen mit einer Chemiefabrik vergleichbar. Walsh spricht hier gerne von »der chemischen Symphonie« im Gehirn. Zum anderen unterliegt das Gehirn auch einer Menge von äußeren Einflüssen. Dabei spielt nicht nur die eigene Lebensgeschichte mit den individuellen Erlebnissen eine Rolle, sondern auch die stetig zunehmenden umweltmedizinischen Einflüsse, die toxisch auf unsere Neuronen wirken können.

Es gibt sicher keine universelle HPU-Persönlichkeit oder »die eine« psychische Störung, die bei allen HPU-Patienten vorhanden ist. Dennoch gibt es einige Parallelen, die gehäuft auftreten und die auf einen Mangel an Zink, Mangan und Vitamin B_6, die Entgiftungsstörung und die Mitochondriopathie zurückzuführen sind.

Viele HPUler haben häufig das Gefühl, dass mit ihnen etwas nicht stimmt. Sie berichten oftmals von dem Gefühl, besonders sensibel und wenig belastbar zu sein. HPUler haben vielfach eine eher ängstliche Grundhaltung und eine erhöhte Wahrnehmung ihrer Umgebung. Sie sind schnell gestresst und manchmal auch leicht reizbar.

Wenn sich diese Übersensibilisierung schon im Kindesalter ausprägt, kann sie im Laufe der weiteren Entwicklung ein Teil der eigenen Persönlichkeit werden. Das muss nicht immer negativ sein. HPUler haben oft sehr feine Antennen für die Gefühle anderer Menschen und entwickeln häufig ein hohes Maß an Empathie. Manchen HPUlern fällt dadurch die Abgrenzung schwer, was auf Dauer Stress erzeugt. Die gute Nachricht an dieser Stelle ist, dass sich die Übersensibilität unter der HPU-Therapie im Laufe der Zeit auch wieder zurückbilden kann. Schauen wir uns im Folgenden genauer an, wie die HPU unsere Neurotransmitter beeinflussen kann.

STÖRUNG VON GABA

Ein wichtiger Neurotransmitter, der bei HPU eine entscheidende Rolle spielt, ist die Gamma-Aminobuttersäure (GABA). Bei einem Vitamin-B_6-Mangel kann das Gehirn diesen wichtigen Neurotransmitter schlechter herstellen, und es kann sein, dass dieser häufiger nicht in ausreichender Menge zur Verfügung steht, gerade wenn er vermehrt gebraucht wird.

GABA ist ein reizunterdrückender Neurotransmitter, der dabei hilft, Reize zu »filtern« und sowohl eine vermehrte Wahrnehmung von Reizen aus der Umwelt wie auch körpereigene Reize zu regulieren und zu unterdrücken. GABA hemmt die Reizübertragung an den Synapsen (Nervenenden; Ort der neuronalen Verknüpfung, über die eine Nervenzelle in Kontakt zu einer anderen Zelle steht) im Gehirn, sodass weniger Stresssignale übermittelt werden. Liegt bei HPU-Patienten aufgrund des Vitamin-B_6-Mangels zu wenig GABA vor, ist es erklärlich, warum viele Patienten besonders »empfindlich« sind und oft das Gefühl haben: »Irgendetwas stimmt nicht mit mir.« Der Grund: Diese HPUler können alltägliche Reize schlecht ausblenden, was schnell zu einer Reizüberflutung führen kann. Auch aus diesem Grund geht es HPUlern gerade bei Stress schlechter, da es nicht nur zu einem biochemischen Stress kommt (oxidativer Stress), sondern auch eine permanente psychische Mehrbelastung mit dem Gefühl einer Überforderung entsteht.

GABA hat aber auch angstlösende und entspannende Eigenschaften und gilt als natürliches Mittel gegen Stress. GABA wirkt im Gehirn als Gegenspieler zum anregenden Neurotransmitter Glutamat. Es wird sowohl im Gehirn produziert und gilt dort als häufigster Neurotransmitter. Aber auch die Bauchspeicheldrüse stellt GABA her, da der Stoff auch im Körper benötigt wird. GABA ist an der Fettverbrennung und am Muskelaufbau beteiligt. Bei einem Mangel treten häufig innere Unruhe, Ängste, Empfinden von Stress, Schlafstörungen, aber auch Muskelkrämpfe und ein erhöhtes Schmerzempfinden auf. Kann der

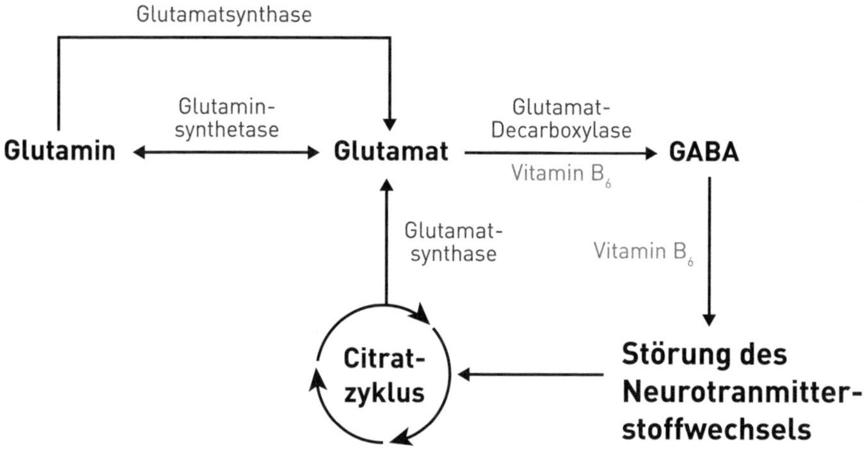

GABA (Gamma-Aminobuttersäure) wird aus Glutamat gebildet, dieser Prozess ist unter anderem von Vitamin B_6 abhängig.

HPUler schon im Verlauf der Basistherapie wieder vermehrt GABA bilden, stellt sich rasch eine beruhigende Wirkung ein. Entspannung und Ruhe können besser ausgekostet werden, so können durch diese wohltuende Entspannung auch Ängste gelöst oder besser verarbeitet werden, der Schlaf wird besser, sodass Körper und Geist zur Ruhe können. GABA kann auch direkt eingenommen werden, wenn der Körper zu Beginn der Therapie noch nicht in der Lage sein sollte, es selbst in ausreichender Menge zu bilden.

STÖRUNG VON TAURIN

Wir haben schon erwähnt, dass die Aminosäure (oder genauer Aminosulfonsäure) Taurin bei HPUlern schlechter hergestellt werden kann, da die Enzyme, die Taurin aus Cystein und Methionin bauen, Vitamin B_6 als Kofaktor benötigen. Wir wissen auch bereits, dass Taurin als Antioxidans bei der Phase-II-Entgiftung und auch bei der Produktion der Gallensäuren eine Rolle spielt. Taurin ist aber auch ein sogenannter Neuromodulator. Zusammen mit GABA und auch Glycin wirkt Taurin im Gehirn beruhigend und gleichzeitig leistungssteigernd (da es den Neurotransmitter Acetylcholin steigert). Taurin wird bei Tageslicht in der Epiphyse im Gehirn gebildet, während das Schlafhormon Melatonin dort bei Dunkelheit produziert wird.

Damit können schon zwei das Nervensystem beruhigende Stoffe bei einer HPU im Gehirn aufgrund des Vitamin-B_6-Mangels schlechter gebildet werden. Ein sanfter Start in den HPU-Therapie, der den Stoffwechsel langsam wieder ankurbelt, beinhaltet auch die Einnahme von Taurin. Doch dazu später mehr.

STÖRUNG VON SEROTONIN UND MELATONIN

Ein weiterer sehr wichtiger Neurotransmitter, der aufgrund des Vitamin-B_6-Mangels bei HPU schlechter gebildet werden kann, ist das Serotonin, unser »Glückshormon«. Serotonin wird aus der essenziellen Aminosäure Tryptophan unter Mitwirkung von Vitamin B_6 sowohl im Gehirn als auch in den Zellen des Darms gebildet. Serotonin beeinflusst das Glücksempfinden und ist bei einem Mangel mit an der Entstehung von depressiver Stimmung beteiligt. Auch wirkt es angstlösend. Serotonin ist der Gegenspieler des Neurotransmitters Dopamin, das für Euphorie, Aktivität und Anspannung sorgt. Serotonin hingegen ist eher mit beruhigender Zufriedenheit assoziiert und auch mit einem verminderten Schmerzempfinden. Des Weiteren reguliert Serotonin die Bewegung des Darms (Motilität) und beeinflusst die Sexualität. Genau wie bei einem GABA-Mangel kann es bei einem Serotoninmangel zu einem Heißhunger auf Süßes kommen.

Serotonin reguliert auch die Funktionen des Magen-Darm-Traktes, des Herz-Kreislauf-Systems und der Schilddrüsenfunktion. Ein Serotoninmangel ist an der Entwicklung von Depressionen, chronischen Schmerzsyndromen, chronischer Müdigkeit, Fatigue, Burn-out oder auch Migräne beteiligt. Aus Serotonin bildet der Körper das »Schlafhormon« Melatonin. Dazu benötigt er Vitamin B_6 als Kofaktor. Melatonin wird bei Dunkelheit in der Epiphyse, einem Teil des Gehirns, produziert und befindet sich bei HPUlern auch häufig im Mangel. Melatonin sorgt nicht nur für einen erholsamen Schlaf, sondern hat im Gehirn auch antioxidative, entgiftende und stimulierende Effekte auf das Immunsystem. Ein Melatoninmangel verschärft die ohnehin bei HPU häufig vorkommenden Probleme (Antioxidation, Immunsystem und Entgiftung laufen bei HPU schlechter).

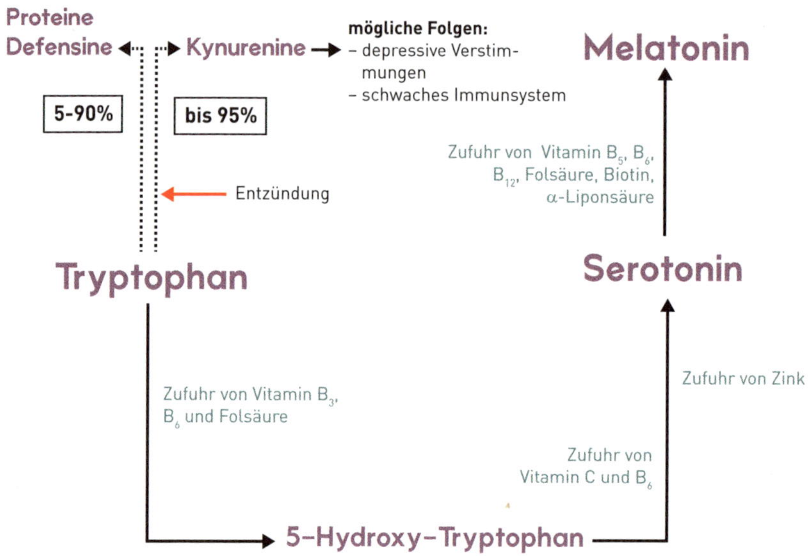

Wichtige Nährstoffe, die für die Produktion von Serotonin und Melatonin notwendig sind, müssen bei einer HPU meist durch Nahrungsergänzungsmittel zugeführt werden.

STÖRUNG VON DOPAMIN

Dopamin ist ein weiterer wichtiger Neurotransmitter im Gehirn, der bei HPU im Mangel sein kann. Dopamin wird im Gehirn und Nebennierenmark aus der Aminosäure Phenylalanin und auch Tyrosin hergestellt. Dafür benötigt der Körper neben anderen Mikronährstoffen Vitamin B_6 und Zink. Beim Vorliegen einer HPU kann also das Dopamin im Mangel sein.

Dopamin könnte man auch als eine Art Glückshormon bezeichnen, da es wie ein körpereigenes Aufputschmittel im Rahmen des Belohnungssystems wirkt, das Glücksgefühle auslöst. Dopamin fördert unsere Leitungsfähigkeit, Aktivität, positive Stimmung, Motivation und Lust. Beispielsweise können Sex, Erfolg, ein leckeres Essen zu einer Dopaminausschüttung im Gehirn führen und den Wunsch nach Wiederholung erzeugen. Ein Ausgleich der Empfindungen wird über das beruhigende Serotonin vermittelt. Des Weiteren reguliert es auch die körperliche Beweglichkeit und steuert im vegetativen Nervensystem die Organtätigkeit wie zum

Beispiel die Durchblutung. Ein Mangel kann zu depressiver Stimmung, Verlust der Motivation und Kognition, Antriebs- und Bewegungsstörungen, Müdigkeit und Störungen des vegetativen Nervensystems führen. Ein ausgeprägter Dopaminmangel kann auch die Entstehung von ADS sowie ADHS, Demenz und Morbus Parkinson begünstigen.

STÖRUNG VON NORADRENALIN UND ADRENALIN

Auch eine Produktionsstörung des Neurotransmitters Noradrenalin kann es bei HPU geben. Denn ähnlich wie Dopamin wird auch Noradrenalin aus Tyrosin oder Phenylalanin im Nebennierenmark und Gehirn unter Verbrauch von Vitamin B_6

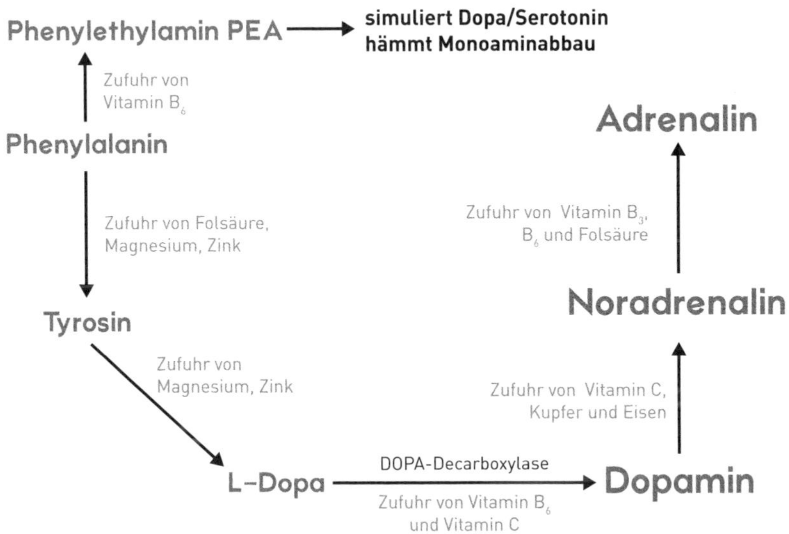

Auch die natürliche Herstellung von Dopamin, Noradrenalin und Adrenalin ist bei einer HPU oft gestört, weshalb Vitamine und Mineralstoffe zugeführt werden müssen.

und Zink gebildet und kann bei HPU im Mangel sein. Auch Vitamin C spielt für die Produktion von Noradrenalin eine wichtige Rolle.

Noradrenalin ist ein Stoff, der im Gehirn für Aufmerksamkeit, Reaktion und Wachheit sorgt, spielt aber auch als »Glückshormon« eine Rolle. Noradrenalin sorgt als Stresshormon bei Gefahr oder Flucht für eine gute Wahrnehmung, Konzentrations- und Reaktionsfähigkeit. Außerdem steigert es den Blutdruck, den Herzschlag, fördert die Energiebereitstellung und aktiviert die Mitochondrien, damit wir hellwach und voller Energie und Kraft der Gefahr trotzen können. Noradrenalin wird zum Beispiel dann ausgeschüttet, wenn uns nachts im Schlafzimmer ein Löwe wecken würde – dann wären wir augenblicklich hellwach.

Das Hormon Adrenalin wird direkt aus Noradrenalin gebildet, wofür wir neben Vitamin B_6 auch Vitamin B_{12} und Folsäure benötigen. Es wirkt im Körper neben Cortisol hauptsächlich als Stresshormon.

ANGST UND DEPRESSION BEI HPU

Wir haben nun mehrfach gesehen: Aufgrund des Vitamin B_6- und Zinkmangels bei HPU kann es zu einem Ungleichgewicht an Neurotransmittern im Nervensystem kommen. HPU begünstigt nicht nur einen Mangel an Serotonin, sondern auch an Dopamin und Noradrenalin. Wie oben gezeigt wurde, trägt ein Mangel aller dieser Neurotransmitter zu den typischen Symptomen einer depressiven Störung bei. Auch Angststörungen kommen bei HPU häufig aufgrund des Serotoninmangels bei einem gleichzeitigen Mangel an GABA und Taurin vor. HPUler mit einem Serotoninmangel fühlen sich meist schlechter und niedergestimmt. Liegt noch ein zusätzlicher Mangel an GABA vor, verstärken sich diese Gefühle meist. Das wiederum verursacht zusätzlichen Stress, der das System negativ befeuert. Eine Behandlung der HPU kann hier relativ schnell Linderung bringen.

WIE ENTZÜNDUNGEN DIE NEUROTRANSMITTER BEEINFLUSSEN

Bei HPU kommt es häufiger zu Entzündungen. Der Grund dafür sind unzureichend entgiftete Umwelttoxine, die den oxidativen Stress im Körper erhöhen. Durch das häufig auftretende Leaky-Gut-Syndrom können zudem vermehrt Nahrungsintoleranzen oder Typ-4-Allergien auftreten, da das Immunsystem eventuell Nahrungsmittel, die noch nicht fertig verdaut sind, bekämpft. Auf diese Weise werden auch manchmal Zahnmaterialien im Darm angegriffen (mehr dazu im Abschnitt »Wie Disbalancen der Entgiftungsorgane dem gesamten Körper schaden«, ab Seite 83). Es entsteht dann nicht nur eine lokale Entzündung im Darm, sondern auch eine »systemische« Entzündung, da das Immunsystem vermehrt Entzündungsbotenstoffe (*Zytokine*) produziert.

An dieser Stelle soll auf eine Besonderheit im Stoffwechsel von Tryptophan und des Serotoninhaushalts eingegangen werden. Wir haben bereits gesehen, dass Serotonin im Stoffwechsel aus Tryptophan entsteht. Produzieren wir genügend Serotonin, sind wir glücklich. Liegen jedoch vermehrt Entzündungen vor, wird Tryptophan nicht mehr nur zu Serotonin verbaut. Entzündungen fördern die Aktivität des Enzyms IDO (Indolamin-2,3-Dioxygenase). Dieses stellt aus dem Tryptophan vermehrt Kynurenine her, welche unter anderem eine depressionsfördernde Wirkung und sogar toxische Effekte auf unsere Nervenzellen haben. Dadurch kann eine depressive Symptomatik verschlimmert oder theoretisch ausgelöst werden, zumal durch diesen Prozess auch weniger Serotonin aus dem Tryptophan entsteht. In diesen Fällen ist es wichtig, die Entzündungen im Körper zu detektieren und antientzündliche therapeutische Maßnahmen zu ergreifen. Die Aktivität des Enzyms IDO lässt sich im Blut oder Urin bei verschiedenen Laboren bestimmen, ebenso die Neurotransmitter im Blut und im Urin (Neurostress-Test).

Da auch die Entstehung der Depressionen ein komplexes Thema ist, soll an dieser Stelle natürlich auch erwähnt werden, dass wir ATP für all diese Bauprozesse der Neurotransmitter und die Nervenfunktion benötigen.

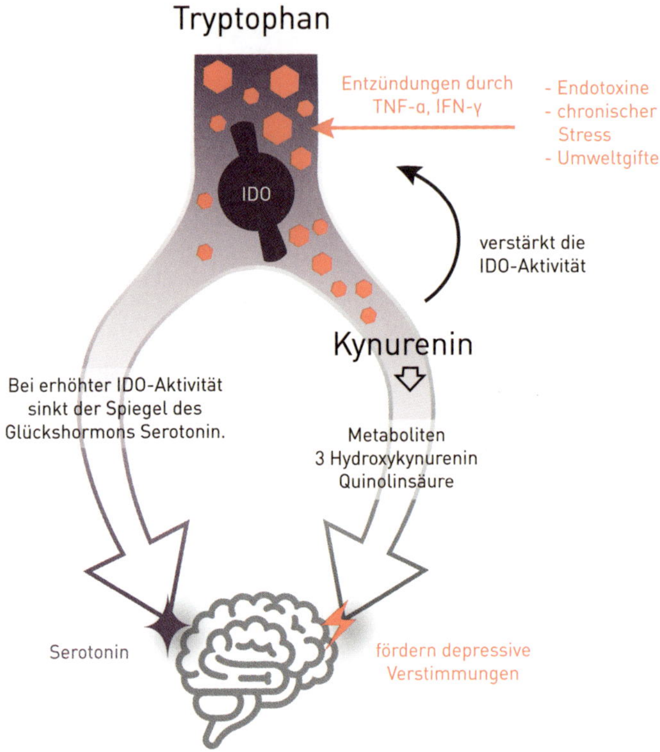

Liegen vermehrt Entzündungen vor, entstehen aus Tryptophan neben Serotonin Kynurenine, zum Beispiel durch die Aktivität des Enzyms IDO (Indolamin-2,3-Dioxygenase), die wiederum von Interferon gamma (IFN-γ) und Tumornekrosefaktor alpha (TNF-α) beeinflusst wird.

HPU ist eine Störung der Mitochondrienfunktion, sodass es sein kann, dass zur Herstellung der Neurotransmitter nicht genügend Energie bereitsteht. Gleiches gilt für das Thema Entgiftungsstörung. Es gibt zahlreiche Umweltgifte, die als Neurotoxine schädlich auf unser Nervensystem wirken, wie zum Beispiel Quecksilber, oder bestimmte Insektizide, die wir relativ häufig im Körper nachweisen können. So kann es aufgrund der HPU auch zu einer höheren Belastung mit Umweltgiften kommen, die zudem den oxidativen Stress im Körper verstärken. Meistens finden wir in der Praxis eine bunte Mischung von verschiedenen Ursachen, die idealerweise alle beseitigt werden sollten.

VON DER ERSCHÖPFUNG BIS ZUR NEBENNIERENSCHWÄCHE

Die HPU kann bei sämtlichen Erschöpfungs- und Müdigkeitssyndromen sowie auch bei chronischer Erschöpfung (CFS für *chronic fatigue syndrome*) eine bedeutende Rolle spielen. Aufgrund eines vorliegenden Mangels an Vitamin B_6 und Zink kann es zu einem Mangel an verschiedenen Neurotransmittern kommen, die mit einem Energiemangel einhergehen und zur Erschöpfung der Nebenniere beitragen (*adrenal fatigue*).

Eine Nebennierenschwäche muss man ganz klar von einer Nebenniereninsuffizienz (Morbus Addison) abgrenzen. Während die Nebenniereninsuffizienz mit einem vollständigen Funktionsverlust der Nebennierenrinde einhergeht, äußert sich die Nebennierenschwäche in einer Verminderung der Stresshormone. Diese Werte können durchaus noch in den üblichen Referenzbereichen liegen, aber trotzdem sind zu wenig Hormone vorhanden, um die notwendigen Funktionen aufrechtzuerhalten. Ein Mangel an Vitamin B_6 und Zink kann hier eine große Rolle spielen. So lässt sich mit speziellen Testverfahren häufig ein Mangel an Adrenalin, Noradrenalin, Dopamin, aber auch Cortisol im Labor nachweisen. Häufig geht dieser Erschöpfung jahrelanger chronischer Stress voraus. Die Ursachen bei der chronischen Form sind jedoch komplex, und es lässt sich keine alleinige Ursache für diese Phänomene finden. In der Leitlinienmedizin ist daher ein CFS eine sogenannte Ausschlussdiagnose. Wenn keine anderen Ursachen wie zum Beispiel eine Schilddrüsenunterfunktion oder eine Herzerkrankung vorliegen, dann handelt es sich bei dieser Art der Erschöpfung um ein chronisches Erschöpfungssyndrom (CFS).

Die Ursachen sind multifaktoriell, sodass die moderne, »biologische Medizin« oder »funktionelle Medizin« solche komplexen Erkrankungen als Multisystemerkrankung versteht, bei der mehrere Ursachen gemeinsam für die Störung verantwortlich sind. Die Funktion der Mitochondrien kann eine bedeutende Rolle in der Energieproduktion bei chronischer Erschöpfung spielen.

Da das Thema so komplex ist, fassen wir noch einmal die wichtigsten Punkte zusammen: Die HPU ist eine Mitochondrienstörung und kann zu einem Mangel an ATP führen. Des Weiteren kann eine HPU zu vermehrtem oxidativen und nitrosativen Stress führen, sodass viele Stoffwechselsysteme im Körper langsamer ablaufen und zu Müdigkeit und Erschöpfung beitragen. Durch eine Mitochondriopathie laufen auch sämtliche Stoffwechselprozesse träger ab. Darüber hinaus gibt es viele Hinweise, dass chronische Infektionen mit Viren und vor allem intrazellulären Bakterien eine Rolle spielen können. HPUler haben aufgrund des Zink- und des Glutathionmangels ein schlechter funktionierendes Immunsystem, sodass die Gefahr von chronischen Infektionen höher ist.

Auch umweltmedizinische Gesichtspunkte spielen eine große Rolle. Bei HPU liegt eine Entgiftungsstörung vor. Somit können verschiedene Umweltgifte wie Schwermetalle, Insektizide oder Pestizide – sie alle sind sehr häufig in der Umwelt und in der Nahrungskette anzutreffen – schwerer aus dem Körper ausgeschieden werden. Die meisten dieser Stoffe schädigen nicht nur unsere Mitochondrien, was zu einem verminderten ATP-Gehalt im Körper führt, sondern wirken direkt toxisch auf unsere Zellen. Außerdem steigt durch diese Toxine der oxidative und nitrosative Stress in den Zellen. Gerade unsere Nervenzellen reagieren darauf empfindlich.

HPUler sind aufgrund des Glutathion- und Manganmangels (SOD) schlechter gegen oxidativen Stress und freie Radikale geschützt. Es entstehen häufig Teufelskreise, die sich selbst negativ befeuern und den HPUler in eine Abwärtsspirale treiben.

Aufgrund von Schädigungen der Darmschleimhaut kann eine HPU die Entstehung eines Leaky-Gut-Syndroms begünstigen (siehe Seite 79). Vor allem ein Zink- und Manganmangel fördern über verschiedene allergische Reaktionen und Intoleranzen auf Nahrungsmittel Entzündungsreaktionen im Nervensystem. Auch Umweltgifte tragen ihren Teil dazu bei. Wenn unser Immunsystem, das ja durch die HPU bereits schlechter arbeitet, nun auch noch permanent gegen Viren kämpfen muss oder auch eigentlich sinnlos gegen verschiedene Nahrungsmittel, die wir täglich essen, dann hat der Körper noch weniger

ATP, also Energie, zur Verfügung, da die Aktivität des Immunsystems sehr viel Energie verbraucht. Die HPU kann also auch bei den komplexen Müdigkeitssyndromen eine Rolle spielen und zu vermehrter Müdigkeit und Ernergielosigkeit beitragen.

ERSCHÖPFUNG UND EISENMANGEL BEI HPU

Eisenmangel ist sicherlich eine der häufigsten Ursachen für Müdigkeit überhaupt. Leider wird er aber oft nicht diagnostiziert, da die Referenzbereiche der Labore auch sehr niedrige Ferritinwerte als normal deuten. Bei HPUlern wird wahrscheinlich aufgrund des Häm-Mangels, meist bei schweren Fällen, auch eine Anämie diagnostiziert. Nach Fragebogen-Analysen von Dr. Kamsteeg berichten rund 70 Prozent der HPUler von Anämien (Blutarmut), die schlimmste Form eines Eisenmangels.

Sicherlich kommen Anämien bei Frauen auch ohne HPU häufig vor, und zum Glück wird bei Müdigkeit als Symptom meist ein sogenanntes kleines Blutbild gemacht, um eine Anämie auszuschließen. Ist der Hämoglobinwert (eisenhaltiger Farbstoff der roten Blutkörperchen) niedrig, wird auch in der Regel der Eisenspeicherwert (Ferritin) oder auch der Vitamin B_{12}- und Folsäurewert bestimmt, da wir auch diese beiden Vitamine für die Blutbildung brauchen.

Es kommt aber sehr häufig vor, dass keine Anämie gefunden wird. In diesen Fällen liegt der Ferritinwert im Referenzbereich, der in der Regel eine sehr große Streubreite aufweist (je nach Labor meist bei etwa 10 bis 200 Nanogramm pro Milliliter).

DER IDEALE EISENWERT

Man hat sich darauf geeinigt, die untere Grenze des Referenzbereichs so festzulegen, dass bei über 95 Prozent der Fälle bei uns Menschen eine Blutarmut (Anämie) entsteht, wenn dieser Wert für längere Zeit unterschritten wird.

Nun gibt es aber sehr viele Untersuchungen, die zeigen, dass jeder Zweite die Zeichen eines Eisenmangels (Müdigkeit, dünnes Haar, brüchige Nägel) schon bei Werten von unter 70 Nanogramm pro Milliliter aufweist. Das ist das Problem mit der Festlegung solcher Referenzwerte. Die Erfahrung zeigt: Es geht vielen Menschen deutlich besser, wenn der Eisenspiegel auf über 70 Nanogramm pro Milliliter aufgefüllt wird. Eine Ärztegesellschaft, die sich für dieses Thema einsetzt, ist die SIHO, die Swiss Iron Health Organization, auf deren Internetseiten man viele Informationen zu diesem Thema findet.

Neben dem Ferritinwert sind auch der Hämoglobin- und Transferrinwert, Glucose, Schilddrüsen-, Leber-, Nieren- und Entzündungswerte wichtige Parameter bei der Ursachenforschung bei übermäßiger Müdigkeit und Erschöpfung.

Eine Besonderheit bei HPU liegt darin, dass aufgrund der Entgiftungsstörung vermehrt Blei und andere toxische Metalle im Körper eingelagert werden. Blei kann das Eisen aus dem Hämoglobin, das unseren Körper mit Sauerstoff versorgt, aber auch aus anderen Bindungen verdrängen; somit wiegt ein Eisenmangel bei HPUlern noch schwerer.

ADS UND ADHS BEI HPU

Nach eigenen Studien von Dr. Kamsteeg sind rund 70 Prozent der Jungen mit ADS (Aufmerksamkeitsdefizitsyndrom) HPU-positiv.

Die Auslöser für ADS und ADHS (Aufmerksamkeitsdefizit und Hyperaktivitätsstörung) sind komplex. Es wird eine angeborene neuronale Stoffwechselstörung mit einer Imbalance zwischen den Neurotransmittern Noradrenalin, Dopamin und Serotonin mit drei Hauptproblemen wie Beeinträchtigung der Konzentration und Daueraufmerksamkeit und teilweise eingeschränkter Impulskontrolle angenommen.

Wenn wir an die Neurotransmitter, die anfangs im Kapitel beschrieben wurden, denken, wissen wir, dass Dopamin und Noradrenalin nur gebaut werden können, wenn genügend Vitamin B_6 und Zink vorhanden sind – genau wie beim Neurotransmitter Serotonin. Da die HPU oft mit einem Zink- und Vitamin-B_6-Mangel einhergeht, weisen HPUler häufig ein Ungleichgewicht der Neurotransmitter auf. Auch gibt es bei ADS Hinweise auf Schwermetallbelastungen, die aufgrund ihrer Neurotoxizität leicht die empfindlichen Nervenzellen und hormonellen Vorgänge stören und aufgrund von oxidativem Stress in den Gehirnzellen zu Funktionsstörungen führen können.

Die im Kapitel zum Thema Darm bereits erwähnten Metallothioneine, die eine wichtige Schutzfunktion in der Blut-Hirn-Schranke einnehmen und aus Zink und Cystein gebaut werden, können aufgrund des Zinkmangels bei HPU weniger gut gebildet werden (dies wurde ab Seite 91 genauer geschrieben.) In der Folge können nicht nur Schwermetalle, sondern auch andere Umweltgifte leichter ins zentrale Nervensystem eindringen.

Es wird vermutet, dass bei ADS und ADHS auch Probleme der sogenannten Methylierungsreaktionen beteiligt sind. Dabei spielen sowohl genetische Faktoren eine Rolle als auch bestimmte Mikronährstoffe wie Methionin, Folsäure, Vitamin B_6 und Vitamin B_{12}.

Zur Produktion der Neurotransmitter und der Bildung von Nervenzellen braucht der Körper allerdings nicht nur Vitamin B_6, Zink und Mangan (wodurch die HPU-Patienten sicherlich benachteiligt sind), sondern auch Mikronährstoffe wie Vitamin C, Kupfer, alle B-Vitamine sowie die Omega-3-Fettsäuren EPA und DHA.

Bei HPU kann es aufgrund von verschiedenen Ursachen zu Störungen am Darm kommen und somit auch zu einer allgemein verminderten Aufnahme von Mikronährstoffen. Nach unserer Erfahrung haben in den Laboranalysen die meisten Kinder mit HPU und ADS oder ADHS Mängel an B-Vitaminen, Selen, Mangan, Zink, Vitamin C, Omega-3-Fettsäuren und Eisen.

Durch den Zink- und Manganmangel können Enzyme, die Eiweiße abbauen, ungenügend produziert werden, sodass die häufig in der Nahrung vorkommenden Exorphine (Peptide, die durch Spaltung aus in Nahrungsmitteln vorhandenen Polypeptiden entstehen), Casomorphine und Gliadorphine nicht richtig gespalten werden und eher ins Blut gelangen. Durch das häufig vorkommende Leaky-Gut-Syndrom können vermehrt Nahrungsmittelintoleranzen entstehen, die Entzündungsreaktionen im Nervensystem auslösen können.

Nach der Nahrungsaufnahme kann es dann vermehrt zu Müdigkeit, Konzentrationsstörungen und depressiven Verstimmungen kommen, sodass die Beschwerden eines ADH und ADHS noch verschärft werden.

Viele Eltern haben bereits die Erfahrung gemacht, dass der Verzicht auf Gluten und Milchprodukte zu einer Verbesserung von Konzentrations- und Aufmerksamkeit führt. Es gibt sogar Kinder, deren Beschwerden nach dem Weglassen von für sie unverträglichen Lebensmitteln gänzlich kuriert waren.

Dr. Karsten Ostermann: »Bei Kindern mit ADS und ADHS kläre ich neben einem HPU-Test auch immer einen Leaky Gut und Nahrungsmittelintoleranzen mit einer Untersuchung auf Casomorphine ab. Zur Anamnese gehören in meiner Praxis auch eine ausführliche Mikronährstoff- und Schwermetalldiagnostik samt Verzehrprotokoll und ein Gen-Test auf wichtige Polymorphismen, die die Neurotransmitter beeinflussen. Meiner Erfahrung nach kann allein die HPU-Basistherapie viele Probleme stark verbessern. Bei schwereren Fällen muss mehr getan werden, und es erfordert etwas Geduld, bis sich Erfolge einstellen.«

HPU UND STÖRUNGEN DER SCHILDDRÜSE

Bei Patienten mit einer HPU kommt es sehr häufig zu Störungen der Schilddrüse – bevorzugt bei Frauen. Meist tritt eine Unterfunktion der Schilddrüse

(Hypothyreose) auf, häufig aber eine Autoimmunerkrankung der Schilddrüse, die Autoimmunthyreoiditis (Hashimoto-Thyreoiditis). In vielen Fällen führt auch die Hashimoto-Thyreoiditis auch zu einer Unterfunktion der Schilddrüse. Eine Schilddrüsenüberfunktion (Hyperthyreose) kommt bei HPUlern eher selten vor.

Schauen wir uns die Schilddrüse etwas genauer an. Sie übernimmt sehr viele Stoffwechselfunktionen und produziert die Hormone Tetrajodthyronin (Thyroxin, T4) und das aktive Trijodthyronin (T3), das für die meisten Wirkungen verantwortlich ist. Diese Hormone greifen tief in den Energiestoffwechsel ein und fördern den Grundumsatz und den Kohlenhydrat-, Eiweiß- und Fettstoffwechsel. Im Abschnitt »Mitochondrien« haben wir bereits erwähnt, dass das aktive Hormon T3 ein zentraler Schalter der Mitochondrienneubildung ist (Seite 96). Das bedeutet: T3 verschafft uns Energie.

Die Aufgaben der Schilddrüse sind vielfältig. Regulierend greift sie in den Knochenstoffwechsel, das Herz-Kreislauf-System, das Verdauungssystem, das Hautsystem (Haare) ein und beeinflusst Funktionen in unserem Gehirn und unserer Psyche. Eine Schilddrüsenunterfunktion ist immer mit Energielosigkeit und Müdigkeit verbunden.

Die Schilddrüse selbst wird durch das Gehirn (Hypothalamus) sowie die Hirnanhangsdrüse (Hypophyse) in einem Regelkreis gesteuert. Ein Absinken der Schilddrüsenhormone führt zu einem Anstieg des Thyreoidea-stimulierenden Hormons (TSH), das die Schilddrüse stimuliert, mehr Hormone zu produzieren. Sind zu viele Schilddrüsenhormone vorhanden, wird weniger TSH ausgeschüttet und die Schilddrüse weniger stimuliert. Dieser Wert wird meist zur Bestimmung der Schilddrüsenfunktion im Blut herangezogen. Ein niedriger (unterhalb des Referenzbereichs) liegender TSH-Wert bedeutet, dass die Schilddrüse eine Überproduktion zeigt (oder, falls jemand schon Hormone als Medikament einnimmt, diese eventuell zu hoch dosiert sind). Ein hoher (oberhalb des Referenzbereich) liegender TSH-Wert bedeutet, dass eine Schilddrüsenunterfunktion vorliegt. Allein der TSH-Wert reicht jedoch in den allermeisten Fällen nicht aus, um die Funktionsfähigkeit der Schilddrüse vollumfänglich beurteilen zu können.

NORMALE TSH-WERTE, ABER SYMPTOME DER UNTERFUNKTION

Das T4 wird praktisch ausschließlich von der Schilddrüse selbst produziert, während das nur für 25 Prozent der aktiven Form T3 gilt. 75 Prozent des T3 entstehen durch Umwandlung von T4 (Konversion) in das aktive T3 in den Geweben. Bei diesem Schritt kann allerdings auch das inaktive, reverse T3 entstehen. Der Körper nutzt diesen Vorgang, um überschüssiges T4 abzubauen.

GUT ZU WISSEN

Faktoren, die die Umwandlung von T4 in inaktives reverses T3 verstärken, sind:

- akuter oder chronischer Stress
- eine Mitochondriopathie
- Toxinbelastungen
- Entzündungen

Dieses rT3 (Reverse-T3) besetzt zwar ebenfalls die entsprechenden Rezeptoren, erzielt dadurch aber – anders als das »richtige« T3 – keine Wirkung. So kann es zu Situationen kommen, bei denen man im Blut einen normalen TSH-Wert findet, aber trotzdem Symptome einer Unterfunktion auftreten. Dieser Zustand wird nicht immer als behandlungsbedürftig erkannt.

Symptome der Schilddrüsenunterfunktion

Eine Schilddrüsenunterfunktion äußert sich meist durch:

- Müdigkeit
- Gewichtszunahme
- Haarausfall
- Tinnitus
- Konzentrationsschwäche
- trockene Haut
- sprödes Haar
- Verstopfung
- Blähungen
- Menstruationsstörungen
- Unfruchtbarkeit
- sexuelle Unlust
- Frösteln

Bei der häufig vorliegenden Konversionsstörung sind die Standardblutuntersuchungen nicht aussagekräftig genug, um diese zu erkennen. In der Regel wird nur das TSH im Blut gemessen, was letztlich zwar einen groben Überblick über die Schilddrüsenfunktion geben kann, aber nicht alle Möglichkeiten von Störungen erfasst. Beispielsweise kann das TSH heruntergeregelt sein, wenn gleichzeitig eine Stressbelastung vorhanden und das Stresshormon Cortisol erhöht ist. Auch ist der Referenzbereich relativ breit gefasst.

Bei HPU sehen wir häufig einen eher niedrig-normalen TSH-Wert, da Stress bei HPU eine große Rolle spielt. Selbst wenn die freien Hormone T3 und T4 mitgemessen werden, stellt dies immer nur eine Momentaufnahme der Gesamtsituation dar. Das Reverse-T3, das die Umwandlung von T4 in das aktive T3 hemmt und selbst keine Wirkung hat, wird selten im Blut mitbestimmt.

GEEIGNETE LABORWERTE FÜR DIE BEURTEILUNG DER SCHILDDRÜSE BEI HPU

Wenn die Diagnose einer HPU gestellt wurde, ist es ratsam, sich auch einen Überblick über die Funktion der Schilddrüse zu verschaffen.

Geeignete Laborwerte sind:

- TSH, freies T3, freies T4, reverses T3 (rT3) im Blut
- Thyreoglobulin-Antikörper (TAK)
- Thyreoperoxidase-Antikörper (Anti-TPO; mikrosomale Antikörper – MAK)
- TSH-Rezeptor-Antikörper (TRAK)
- Jod im Spontanurin, gegebenenfalls Jodsättigungstest nach Abraham und Brownstein
- Selen und Zink im Vollblut

Die Therapie einer Schilddrüsenunterfunktion (*Hypothyreose*) erfolgt meist mit der Einnahme des Hormons T4 (L-Thyroxin). Problematisch wird es jedoch, wenn die Ursache in einer Konversionsstörung liegt, denn das Standardmittel Thyroxin ist das »inaktive« T4, welches erst im Gewebe zum aktivem T3 umgewandelt werden muss. Ist an dieser Stelle nicht genügend Zink oder Selen vorhanden, klappt die Umwandlung nicht, und die Beschwerden einer Unterfunktion bestehen weiter. Somit sind eine ursächliche Diagnostik und Behandlung wichtig. Dazu gehört neben der HPU-Diagnostik die Kontrolle von Selen, Zink, Jod und Eiweißen, die für die Bildung der Hormone benötigt werden (für den Bau der Schilddrüsenhormone wird die Aminosäure Tyrosin benötigt). Weitere Behandlungsoptionen sind die Therapie mit (verschreibungspflichtigen) Schilddrüsenorganextrakten oder auch mit homöopathischen Organextrakten sowie mit phytotherapeutischen Mitteln beziehungsweise Kräutern.

SCHILDDRÜSENFUNKTIONSSTÖRUNGEN BEI HPU IM ÜBERBLICK

Bei der HPU kann es zu folgenden Hauptproblemen im Zusammenhang mit der Schilddrüse kommen:

- Die Bildung des Schilddrüsenhormons T4 ist gestört. Für die Biosynthese von T4 benötigt die Schilddrüsenzelle zunächst die Aminosäure Tyrosin und genügend Jod. Damit die Enzyme, die diesen Zusammenbau übernehmen, funktionieren beziehungsweise überhaupt erst gebildet werden können, benötigen wir Häm, aber auch Vitamin B_3 sowie Tryptophan und Vitamin B_6. Häm und Vitamin B_6 sind bei vorliegender HPU meist im Mangel, sodass hier eine Aufbaustörung der Hormone besteht. Ein Eisenmangel verschärft die Situation, da Eisen ebenfalls benötigt wird.
- Die Umwandlung von T4 in das aktive T3 im Gewebe ist gestört. Diese Störung wird auch als Konversionsstörung bezeichnet. Für diese Konversion benötigen wir wieder Enzyme, sogenannte Deiodasen. Dass diese Enzyme das Spurenelement Selen dringend benötigen, ist vielen schon bekannt. Weniger bekannt ist oft, dass die Deiodasen außerdem auch eine Menge Zink benötigen, und Zink ist bei HPU meist im Mangel. Somit steht wenig aktives Schilddrüsenhormon zur Verfügung und damit weniger Energie.
- Bei der Bildung der Schilddrüsenhormone entstehen freie Radikale wie Wasserstoffperoxid (H_2O_2), worüber wir im Abschnitt »Mitochondrien« ab Seite 96 bereits gesprochen haben. Dieses Radikal muss zum Schutz der

Schilddrüse entschärft werden, und dafür benötigen wir unseren universellen Schutzstoff Glutathion. Beteiligt an diesem Prozess ist das Enzym Glutathionperoxidase (GPX), das Selen benötigt. Für die Bildung von Glutathion brauchen wir Vitamin B_6, was bei HPU unzureichend vorhanden ist. Deshalb ist die Schilddrüse beim Vorliegen einer HPU anfälliger für einen Angriff durch freie Radikale.

- Auch die Nervenbotenstoffe (Neurotransmitter) Dopamin und Serotonin können die Schilddrüse stimulieren. Für ihre Produktion benötigt der Körper auch wiederum Zink und Vitamin B_6 (bei der HPU meist im Mangel). Durch einen Mangel an Neurotransmittern kann es ebenfalls zu einer Schilddrüsenunterfunktion und in der Folge zu Energielosigkeit kommen.
- Die hormonellen Regelkreise der Schilddrüse können durch Umweltgifte, die als endokrine Disruptoren bezeichnet werden, gestört werden. Da bei der HPU eine Entgiftungsstörung vorliegt, können diese endokrinen Disruptoren schlechter ausgeschieden werden.

Für alle hier beschriebenen Stoffwechselprozesse benötigen die Zellen genügend vom Supertreibstoff ATP. Ist dieser unzureichend vorhanden, laufen sämtliche Schilddrüsenfunktionen schlechter ab.

WIE NEBENNIERE UND SCHILDDRÜSE MITEINANDER VERKNÜPFT SIND

Wichtig zu erwähnen ist auch der Zusammenhang zwischen einer Störung der Nebenniere und der Schilddrüse, da diese Organe mittels der sogenannten Hypothalamus-Hypophysen-Nebennierenrinden-Achse in einem Regelkreis miteinander verbunden sind und beide Organe vom Gehirn (Hypothalamus) aus reguliert werden. Somit hat das in der Nebennierenrinde gebildete Stresshormon Cortisol Einfluss auf die Bildung und Wirkung der Schilddrüsenhormone.

Im Normalfall ist dies erwünscht und der Körper wird bei Stress umso besser die nötige Energie produzieren. Wenn man aber permanent unter Stress steht und oft hohe Cortisolwerte zeigt, wird zunächst die Schilddrüse mehr Hormone produzieren, jedoch führt diese dauernde Stimulation zunächst zu einer Abschwächung der Wirkung der Hormone (der Körper gewöhnt sich an die Stimulation) und zu einer Hemmung der Konversion von T4 zu T3, da die Deiodasen durch Cortisol geblockt werden. Im Verlauf wird aber auch die Produktion von reversem T3, das keine Wirkung hat, gesteigert. Dadurch wird auf Dauer die Energieproduktion heruntergefahren und der Grundumsatz geringer, sodass man nicht nur müde ist, sondern auch weniger Kalorien verbraucht und leichter an Gewicht zunimmt. In so einem Fall ist es manchmal schwer, eine Schilddrüsenunterfunktion zu erkennen, da der TSH-Wert dadurch im Blut gesenkt wird. Umgekehrt kann eine dauerhafte Schilddrüsenunterfunktion auch zu einer verminderten Funktion der Nebennieren führen.

WIE EINE NEBENNIERENSCHWÄCHE ZU EINER SCHILDDRÜSENUNTERFUNKTION FÜHREN KANN

Auch eine umgekehrte Beeinflussung ist möglich: So kann eine Schwäche der Nebennieren ebenfalls zu einer Schilddrüsenunterfunktion führen. Im Nebennierenmark werden die sogenannten Katecholamine produziert. Eines davon ist das Dopamin, ein Nervenbotenstoff (Neurotransmitter), der im Gehirn wichtige Aufgaben übernimmt und auch bei vielen psychischen Krankheiten eine Rolle spielt (siehe auch Seite 111).

Dopamin wird aus der Aminosäure Phenylalanin (PEA) hergestellt. Die Enzyme, die diese Biosynthese übernehmen, benötigen als Kofaktoren Vitamin B_6, Zink und auch Vitamin C, Folsäure und Magnesium (siehe auch Seite 117). Da bei HPU ein Mangel an Vitamin B_6 und Zink herrscht, kann die Produktion von Dopamin eingeschränkt sein, und die Schilddrüse wird weniger stimuliert, was zu einer Unterfunktion führt. Wir haben weniger Energie.

Ein weiterer Nervenbotenstoff, der die Schilddrüse stimulieren kann, ist das Serotonin. Es wird aus der essenziellen Aminosäure Tryptophan unter Verbrauch von Vitamin B_6 hergestellt. Bei HPU beobachtet man oft niedrige Serotoninspiegel aufgrund des verminderten Vitamin-B_6-Spiegels.

Zu erwähnen ist noch, dass es einige Nahrungsmittel gibt, welche die Schilddrüsenfunktion negativ beeinflussen können. Dazu gehören Hirse, Kohl, Soja und Mais. Diese Nahrungsmittel werden auch Goitrogene (die Schilddrüse vergrößernde Substanzen) genannt. In der Praxis wird eine negative Wirkung aber nur selten beobachtet, da beim Kochen der die Schilddrüsenfunktion beeinflussende Effekt verloren geht. Neben Lebensmitteln können auch Medikamente die Schilddrüsenfunktion beeinträchtigen (zum Beispiel Beta-Blocker, das sind Blutdrucksenker). Auch der Alpha-Liponsäure wird eine schilddrüsenbremsende Wirkung nachgesagt. Aber hier beobachten wir diesen Effekt in der Praxis ebenfalls nicht.

Es gibt eine große Anzahl an Umwelttoxinen, die sich negativ auf sämtliche hormonelle Regelkreise auswirken. Dazu gehören unter anderem Weichmacher, Pestizide, Flammschutzmittel (PBDE), die als endokrin aktive Substanzen (*endocrine disruptive compounds*, EDC) bezeichnet werden und auf unterschiedliche Weise auf den Hormonhaushalt einwirken. Bei der HPU liegt eine Entgiftungsstörung vor, sodass diese meist fettlöslichen Toxine langsamer entgiftet werden können und mehr und länger Probleme bereiten als bei Menschen ohne HPU.

Es gibt noch zahlreiche andere Gründe für eine Schilddrüsenunterfunktion. An dieser Stelle sollten nur die wesentlichen Ursachen erörtert werden, die mit einer HPU im Zusammenhang stehen können.

HASHIMOTO-THYREOIDITIS

Die Autoimmunthyreoiditis oder Hashimoto-Thyreoiditis findet sich sehr häufig bei HPU-Patienten, meistens bei Frauen. Es handelt sich dabei um eine chronische Entzündung der Schilddrüse, die durch einen Autoimmunprozess ausgelöst wird, ähnlich wie bei Rheuma. Die Erkrankung beginnt häufig nach hormonellen Umstellungsphasen wie Pubertät oder Schwangerschaft, bleibt aber oft auch jahrelang symptomlos unentdeckt. Selbst wenn eine Schilddrüsenunterfunktion diagnostiziert wurde, ist vielen Patienten nicht klar, dass sie eine chronische Entzündung haben.

Symptome der Hashimoto-Thyreoiditis

Symptome einer Hashimoto-Thyreoiditis können sein:

- Erschöpfung
- Ängste, Panik
- Krankheitsgefühl
- Palpitationen (Herzklopfen)
- Symptome wie bei einer Unterfunktion der Schilddrüse

Die chronische Entzündung in der Schilddrüse wirkt sich auf den Rest des Körpers ebenfalls aus, da die Entzündungsbotenstoffe auch in anderen Organen Entzündungen triggern können. Zu Beginn einer Hashimoto-Thyreoiditis treten häufig auch Symptome einer Überfunktion auf (Erregtheit, Ängste, Herzklopfen, Gewichtsabnahme), da die Hormone durch die entzündungsbedingte Störung der Schilddrüsenzellen unkontrolliert ins Blut gelangen. Langfristig kann der Entzündungsprozess voranschreiten, sodass genug Zellen zerstört werden und in der Folge eine Schilddrüsenunterfunktion entsteht. Dieses Bild sehen wir sehr häufig in der Praxis.

Die Diagnose einer Hashimoto-Thyreoiditis erfolgt im Blut mit dem Nachweis von Antikörpern gegen das Enzym TPO (Anti-TPO oder MAK), welches bei der Produktion der Hormone eine Rolle spielt, aber auch über Thyreoglobulin-Antikörper (TAK). In seltenen Fällen können die Antikörper im Blut trotz einer bestehenden Hashimoto-Thyreoiditis nicht nachgewiesen werden.

Die Patienten fühlen sich jedoch auch häufig unwohl in einer Stoffwechselsituation, bei der die Schilddrüsenhormone im Gleichgewicht sind (»euthyreote Stoffwechsellage«), und beklagen Müdigkeit, Stimmungs- und Gewichtsschwankungen.

Die Standardtherapie einer Hashimoto-Thyreoiditis ist in der Regel die Gabe von Schilddrüsenhormonen, eine ursächliche Therapie findet nicht statt. Für die Ursache gibt es mehrere Theorien. Für die Ursache gibt es verschiedene Theorien:

1. Zum einen kann oxidativer Stress allein durch Anwesenheit der Hämopyrrollaktam-Komplexe (HPL-Komplexe) im Gewebe eine Entzündung triggern.
2. Auch ein Übermaß an toxischen Metallen kann ein Erklärungsmodell liefern. So kann eine Belastung mit toxischen Metallen die Eiweißstruktur der Zellen so umformen, dass das Immunsystem diese veränderten Eiweiße angreift. Gerade für Quecksilberbelastungen, zum Beispiel aus Amalgamfüllungen oder aus der Nahrung, gibt es viele Hinweise in diese Richtung. Denn die Schilddrüse ist ein sehr selenreiches Gewebe, und Quecksilber bindet sich bevorzugt an Stellen, an denen sich auch Selen gut bindet.
3. Des Weiteren spielen hier Faktoren wie psychischer Stress und Nikotinkonsum (dabei belastet man den Körper auch sehr stark mit Cadmium) sowie Nahrungsmittelintoleranzen eine Rolle, die unter anderem auch den oxidativen Stress in den Zellen erhöhen.
4. Nahrungsmittelintoleranzen wird auch nachgesagt, dass sie über den Mechanismus einer »molekularen Mimikry« für eine Autoimmunreaktion sorgen können, da zum Beispiel Antikörper, die gegen ein Nahrungsmittel gerichtet sind, aufgrund ähnlicher Strukturen auch Zellen der Schilddrüse angreifen können. Vor allem für die Glutenintoleranz ist dieses Phänomen beschrieben und hat auch in der täglichen Praxis Relevanz. Wenn Patienten mit Hashimoto-Thyreoiditis Gluten meiden, geht es vielen von ihnen deutlich besser.
5. Auch die chronische Infektion mit bestimmten Viren, hauptsächlich die der Herpes-Gruppe wie zum Beispiel dem Epstein-Barr-Virus, aber auch mit intrazellulären Bakterien, wie Yersinien oder Borrelien, können sowohl die Radikalbildung in den Zellen erhöhen als auch dazu beitragen, dass das Immunsystem diese infizierten Zellen angreift, da sie die Fremdeiweiße der Erreger in sich tragen.

Beim Vorliegen einer HPU sind unsere Schutzsysteme geschwächt. Aufgrund der Entgiftungsstörung sind die Zellen in der Regel vermehrt mit Schwermetallen und anderen Umwelttoxinen belastet. Aufgrund des Zink- und Glutathionmangels ist die Abwehrlage der Zellen im Hinblick auf chronische Infektionen schlechter. Sowohl Zink als auch Glutathion benötigt das Immunsystem dringend für die Abwehr von Erregern. Es ist also sinnvoll, beim Vorliegen einer Hashimoto-Thyreoiditis eine genaue Untersuchung der Schilddrüse durchzuführen. Sofern noch nicht geschehen, sollten Hashimoto-Patienten auch einen HPU-Test machen.

GUT ZU WISSEN

Sehr wichtig sind bei Hashimoto:

- die HPU-Basisbehandlung
- ein guter Selenspiegel, der eher hochnormal sein sollte, die Diagnostik des Glutathionsystems und gegebenenfalls die Substitution von Glutathion oder einer seiner wichtigsten Vorstufen Cystein (in Form von N-Acetyl-Cystein [= NAC]).

HPU UND STÖRUNGEN DES VERDAUUNGSTRAKTES

Sehr viele HPUler haben Verdauungsbeschwerden mit Durchfällen, Blähungen, Verstopfungen, und oft wird die Diagnose eines Reizdarms gestellt, nachdem in den klassischen Untersuchungen wie Magen- und Darmspieglungen häufig normale Befunde gesehen wurden.

Ein großes Problem des HPUlers liegt in der Verdauung von Eiweißen. Das Problem beginnt bereits bei der Bildung der Magensäure, die für die Aufspaltung von Eiweißen benötigt wird. Wenn aufgrund der HPU und eines Vitamin-B_6-Mangels zu wenig vom Hormon Gastrin entsteht, kann auch nicht genug Salzsäure gebildet werden. Paradoxerweise führt das zum einen zu Sodbrennen, weil aufgrund des zu hohen pH-Wertes im Magen vermehrt Magensaft produziert wird, der dann »nach oben« steigt. Dieser ist zwar nicht sauer genug, um die Nahrung perfekt zu verdauen, also vor allem die Eiweiße aufzuspalten und Bakterien, Pilze und Parasiten, die mit der Nahrung aufgenommen werden, abzutöten. Er ist aber sauer genug, um die empfindliche

Schleimhaut der Speiseröhre, die für diese Säurebelastung nicht ausgelegt ist, zu reizen.

Leider wird das Symptom Sodbrennen immer nur auf ein Übermaß an Säure zurückgeführt und mittels Protonenpumpenhemmern (PPI; zum Beispiel Omeprazol, Pantoprazol) die Säureproduktion komplett unterbunden. Das verstärkt das ursächliche Problem allerdings noch weiter. Die Medikamente gegen Sodbrennen enthalten zudem häufig sehr viel Aluminium, das sich dann im Körper einlagert. HPUler mit einer Entgiftungsstörung stehen dann noch schlechter da als Menschen ohne diese Störung.

Durch die fehlende Magensäure kann die Nahrung nicht genügend aufgespalten werden, sodass viele Nährstoffe nicht optimal aus der Nahrung herausgelöst werden können und so Mängel an Eisen, Aminosäuren, B-Vitaminen und Kalzium entstehen.

Des Weiteren kommt es zu Dysbiosen im Darm, zur Überwucherung des Dünndarms (*small intestinal bacterial overgrowth*, SIBO) und auch zur Eiweißfäulnis, weil viele pathogene Keime nicht abgetötet werden. Es entstehen zahlreiche toxische Stoffe, die das Entgiftungssystem fordern und überlasten. Die Produktion von Methangas und Schwefelwasserstoff verlangsamt die Peristaltik des Darms bis hin zur Verstopfung. Viele dieser toxischen Stoffe führen auch direkt zu Entzündungen der Darmschleimhaut und zu Schmerzen.

Ein weiterer Grund für eine verminderte Darmbewegung kann ein Serotoninmangel sein. Die Funktionen des Neurotransmitters Serotonin haben wir bereits ausführlich im Kapitel HPU und Psyche erklärt. Serotonin wird mithilfe von Vitamin B_6 aus der Aminosäure Tryptophan gebildet, was bei HPU aufgrund des Vitamin-B_6-Mangels schlechter funktioniert.

Die Magensäure ist aber auch ein Stimulus für die Abgabe von Bauchspeicheldrüsensekret und Galle. Durch die fehlende Ausscheidung der Galle gibt es nicht nur wie bereits beschrieben Entgiftungsprobleme, sondern es findet auch eine schlechtere Verdauung von Fetten statt.

Um Eiweiße zu verdauen, benötigen wir Enzyme, die Peptidasen, und einige davon benötigen Mangan als Kofaktor. So kann es nicht nur aufgrund mangelnder Salzsäure im Magen, sondern auch durch fehlende oder langsam arbeitende Enzyme zu einer Eiweißverdauungsstörung kommen.

Aufgrund des Zinkmangels können die Metallothioneine (Proteine, die Schwermetalle binden können) schlechter gebildet werden. Das sind wichtige Schutzmoleküle, die aus Cystein und Zink gebaut werden und die im Magen-Darm-Trakt in einer sehr hohen Konzentration vorliegen. Diese Moleküle übertragen das Zink auf die Peptidasen, die Zink als Kofaktor benötigen. So können die Aminopeptidase und Carbopeptidasen Casein, Gluten und andere Eiweiße aus der Nahrung spalten. Zink ist auch für das Funktionieren des Enzyms Dipeptidypeptidase IV verantwortlich, das Gliadin und sogenannte Casomorphine zersetzt. Casomorphine kommen vor allem in Milch, glutenhaltigen Getreiden, Kaffee und Kakao vor. Sie erzeugen eine morphinartige Wirkung, machen uns müde und benebelt, sofern sie nicht korrekt zersetzt werden. Sie lähmen auch die Darmfunktion.

Die Metallothioneine sind auch für die »Schrankenfunktion« im Darm (aber auch an der Blut-Hirn-Schranke) verantwortlich und sorgen dafür, dass toxische Metalle wie Blei und Quecksilber aus der Nahrung nicht ins Blut gelangen. Auch an der Abwehr von pathologischen Keimen, die über die Nahrung in den Darm gelangen, sind sie beteiligt. Aufgrund des Zinkmangels können HPUler weniger Metallothioneine bilden.

Das ist auch ein Grund, zusammen mit der oben erwähnten Bildung von toxischen Stoffen, warum HPUler oft ein Leaky-Gut-Syndrom entwickeln.

LEAKY GUT BEI HPU

Über den Leaky Gut haben wir im Kapitel »Das Entgiftungssystem des Körpers« ab Seite 79 bereits gesprochen. Weil der Leaky Gut so ein zentrales Element mit zahlreichen negativen Folgeerscheinungen bei der HPU ist, wollen wir hier noch einmal das Geschehen an der Darmwand unter die Lupe nehmen.

Ein Leaky Gut entsteht, wenn die Tight Junctions, die Schleusen des Darms, nicht mehr richtig funktionieren. Die Tight Junctions sitzen zwischen den Mukosazellen der Darmschleimhaut. Sie werden unter anderem vom Nervensystem gesteuert. Im gesunden Darm lassen die Tight Junctions selektiv nur diejenigen Stoffe durch die Darmwand ins Körperinnere passieren, die der Körper benötigt. Dazu gehören beispielsweise bestimmte Nahrungsbestandteile, Wasser, Elektrolyte und Ionen.

Sind die Tight Junctions aufgrund von Mikronährstoffdefiziten wie Zink (und zu wenig Metallothioneine), einer Dysbiose oder einer Toxinbelastung (auch Alkohol und Medikamente) nicht mehr in der Lage, sich nur im Bedarfsfall zu öffnen, können ständig ungehindert Nahrungsbestandteile, bakterielle Toxine und andere Giftstoffe durch die Darmwand ins Körperinnere gelangen: Man spricht dann von einer gesteigerten, intestinalen Permeabilität.

Dieser Einstrom überlastet die Leber und zieht Immunreaktionen nach sich. Auf die wahllos einströmenden Stoffe reagiert der Körper mit einer lokalen und systemischen, chronischen Entzündung, die wiederum die Unverträglichkeit zahlreicher Nahrungsmittel erhöhen kann.

In der Darmwand »an der Grenze zwischen innen und außen« sind neben den Metallothioneinen sehr viele Immunzellen stationiert. Wenn diese dann ein nicht fertig verdautes Eiweiß (durch den Peptidasemangel) als »fremd« erkennt, können sich verschiedene Intoleranzen und Nahrungsmittelallergien, aber auch Allergien gegen andere toxische Stoffe entwickeln, zum Beispiel gegen Schwermetalle wie Nickel oder Quecksilber. Bekannt sind die sogenannten Typ-3-Allergien, bei denen die Nahrungsmittel dann mit Antikörpern angegriffen werden, und die Typ-4-Allergien, bei denen die Nahrungsmittel dann direkt von weißen Blutkörperchen, den T-Lymphozyten, angegriffen werden. Da diese Reaktion ihren Höhepunkt erst nach rund 72 Stunden hat, kann man die Beschwerden meist nicht mehr einzelnen Nahrungsmitteln zuordnen. Auch merkt man die Beschwerden häufig erst durch eine Summation von verschiedenen Reaktionen, sodass es noch schwerer wird, eine Zuordnung zu finden.

Auch laufen diese Entzündungsreaktionen nicht nur an der Darmschleimhaut selbst ab, sondern die gebildeten Entzündungsbotenstoffe, die Zytokine, wirken überall im Körper und können schon vorhandene Entzündungen verschlimmern oder triggern. Diese Entzündungsbotenstoffe können auch auf andere Enzyme wirken, zum Beispiel auf die IDO, wie im Abschnitt »Angst und Depression« ab Seite 118 beschrieben. So kann es vorkommen, dass aufgrund von einer Entzündung im Darm weniger Serotonin gebildet wird, was nicht nur den Darm träge macht, sondern auch die mentale Stimmung schlechter werden lässt.

Ein Leaky Gut fördert die Entstehung von Entzündungen. Umgekehrt befeuern Entzündungen den Leaky Gut. Durch eine zeitweise Karenz unverträglicher Lebensmittel kann man diesen Teufelskreis durchbrechen.

Entzündungen wirken sich nicht nur negativ auf die Darmbarriere aus, sondern auch auf die Mitochondrien. Sind die Mitochondrien geschwächt, produzieren sie weniger ATP. In der Folge fühlen wir uns müde, und alle Prozesse im Körper laufen langsamer ab.

Zu einer Folgediagnostik bei HPU sollte immer eine genauere Darmdiagnostik gehören. Details dazu findest du im Praxisteil unter »Therapiesäule 2: der Darm« ab Seite 167.

HPU UND CHRONISCHE INFEKTIONEN

Unser Immunsystem besteht aus vielen verschiedenen spezialisierten Abwehrzellen, um in den Körper eindringende Erreger wie Viren, Bakterien, Pilze oder Parasiten zu bekämpfen. Viele dieser Immunzellen benötigen das Spurenelement Zink und Glutathion, um gut arbeiten zu können. Aufgrund eines sehr häufig vorkommenden Zink- und Glutathionmangels arbeitet das Immunsystem bei HPUlern etwas schlechter. Dies kann dazu beitragen, dass es eher zu chronischen Infektionen kommt, die wiederum häufig ihren Anteil zu chronischen Multisystemerkrankungen und Müdigkeitssyndromen beitragen. Häufig sind chronische Virusinfektionen mit Herpesviren wie Epstein-Barr-Virus oder intrazellulären Bakterien wie Yersinien, Chlamydien oder Borrelien nachweisbar. Diese Entzündungen stören zum einen unsere Mitochondrien, aber jede Entzündung und die Abwehr von Erregern ist auch ein stark energieverbrauchender Prozess, der uns viel ATP und damit Energie kostet. Daher können auch chronische Infektionen zu einer übermäßigen Müdigkeit und Erschöpfung führen.

Dr. Karsten Ostermann: »Unverträglichkeiten können umgekehrt werden. Ich hatte einen 85-jähriger HPU-Patient mit Leaky Gut und bekannter Kniearthrose, die ihm im täglichen Leben Beschwerden bereitete. Nachdem die Knieschmerzen meist anfangs der Woche stark zunahmen, mit starker Schwellung und Rötung, konsultierte er zunächst einen Orthopäden, der meist wöchentliche Injektionen mit Kortison verabreichte und antientzündliche Schmerzmittel wie Diclofenac empfahl. Im Rahmen einer Beratung in meiner Praxis wurde unter anderem eine Stuhluntersuchung durchgeführt und eine Entzündung des Darms sowie ein Leaky-Gut-Syndrom diagnostiziert. In einem Test auf Nahrungsmittelintoleranz konnten mehrere Intoleranzen gesehen werden, die stärkste Reaktion zeigte sich bei Hering.

Beim Beratungsgespräch war der Patient anfangs sehr traurig, da er schon seit Jahrzenten jeden Freitag Hering mit weißer Soße und Pellkartoffeln gegessen hatte, eine seiner Leibspeisen. Nachdem der Patient auf den Hering verzichtete und gleichzeitig den Darm behandelte, wurden die Knieschmerzen rasch besser und kamen nicht wieder. In der Kontrolluntersuchung nach einem Jahr waren die Nahrungsmittelintoleranzen verschwunden, und der Patient traute sich langsam wieder, Hering zu essen. Mit Erfolg, denn die Knieschmerzen blieben aus.

BEWEGUNGSAPPARAT: ARTHROSE UND OSTEOPOROSE

Unsere Gelenke im Körper sind von einer schützenden Knorpelschicht überzogen, und die meisten sind zwischen den Gelenkflächen mit der Gelenkflüssigkeit gefüllt und von einer Gelenkkapsel umgeben. Der Knorpel produziert die Gelenkflüssigkeit, die auch als Puffersubstanz wie bei einem Stoßdämpfer dient, und gleichzeitig ernährt diese Flüssigkeit den Knorpel. Knorpel wird aus Bindegewebe und einem Kollagen-Gerüst gebildet, in das sogenannte Proteoglykane und Glykosaminglykane wie zum Beispiel Hyaluronsäure eingebaut werden. Kollagen ist auch eine Hauptkomponente des Gelenkknorpels und bildet die Grundsubstanz des Bindegewebes, zu dessen Aufbau und Erhalt man neben Eiweißen eine Menge Vitamin C benötigt, jedoch auch viel Zink und Mangan: genau die beiden Stoffe, die bei HPU häufig im Mangel sind.

Bei einer Arthrose kommt es zur Schädigung in Form einer »Abnutzung« des Knorpels – sei es durch Alter, übermäßige Belastung oder ständige Entzündungen. Bei HPU-Patienten kann man diese Abnutzungserscheinungen teilweise schon in früheren Jahren beobachten. Oft zeigen schon junge Menschen mit HPU teils sehr oder sogar überbewegliche Gelenke, was an einem Nährstoffmangel liegen kann. Die Knorpelschäden, die man bei Arthrose kennt, werden auch durch oxidativen Stress in den Gelenken mit ausgelöst. Bei einer unbehandelten HPU kann der Organismus diesen oxidativen Stress schlechter abwehren, was zu einem schnelleren Voranschreiten einer Abnutzung beitragen kann.

Natürlich sind auch andere Mikronährstoffe, wie vor allem das Vitamin D_3, beteiligt, da es – neben Vitamin K_2 – für den Knochen- und den Knorpelaufbau wichtig ist. Ein sehr großes Problem ist auch wie erwähnt das Vitamin C. Unsere moderne Ernährung führt den meisten Menschen zwar noch genügend Vitamin C zu, um keinen Skorbut mehr zu bekommen, die schlimmste Form des Vitamin-C-Mangels. Die Vitamin-C-Aufnahme ist aber doch zu gering, um gerade bei Überbelastungen und auch dann, wenn es durch zunehmende Abnutzungen wiederholt zu Entzündungen im Gelenk kommt und der Vitamin-C-Verbrauch zunimmt, in genügendem Maße vorhanden zu sein; dann kommen die Vitamin-C-Vorräte im Körper an ihre Grenzen. Bei Entzündungsprozessen wird auch wieder mehr Zink, Mangan und auch Glutathion benötigt. Hier kann ein Teufelskreis entstehen.

Eine Basisbehandlung der HPU sorgt dafür, dass die Gelenkfunktion erhalten bleibt und der Knorpelstoffwechsel gut funktioniert. Aufgrund des Vitamin-B_6-Mangels kann es auch zu einer vermehrten Schmerzwahrnehmung kommen, da das Serotonin nicht gut genug gebildet werden kann, welches einen Anteil an der Schmerzsteuerung hat. Außerdem kann es bei der HPU wie schon besprochen zu einem Mangel an Proteinen kommen, die für den Aufbau von Bindegewebe benötigt werden.

Ist schon eine Arthrose vorhanden, kann neben der HPU-Basistherapie mit knorpelaufbauenden Nährstoffen wie Glucosamin, Chondroitinsulfat und Kollagen und zusätzlich Vitamin C therapiert werden. Gut bei Schmerzen funktioniert auch Methylsulfonylmethan (MSM) oder organischer Schwefel. Dieser hat eine ähnliche Wirkung wie die antientzündlichen Schmerzmittel (Diclofenac, Ibuprofen), aber ohne dabei dem Knorpel zu schaden. Im Leistungssport hat man dies schon länger erkannt, auch im Tier-Rennsport, gerade Pferderennsport. Übrigens sollte auch immer auf eine gute Versorgung mit Omega-3-Fettsäuren geachtet werden. Durch den Vitamin-B_6-Mangel können aus den pflanzlichen Formen nicht die wichtigen antientzündlichen Formen der Omega-3-Fettsäuren wie EPA hergestellt werden.

Da wir nicht empfehlen können, Meeresfisch zu konsumieren, weil dieser stark mit Schwermetallen belastet ist, sollte man gerade bei HPU zu einem Supplement greifen. Es sollte jedoch völlig rein und von guter Qualität sein. Wichtig ist das sogenannte Verhältnis von Omega-3- zu den Omega-6-Fettsäuren. Letztere sind nicht per se gesundheitsschädlich, aber wir nehmen mit unserer Nahrung relativ viel davon auf. Und man muss wissen, dass aus den Omega-6-Fettsäuren wichtige Entzündungsstoffe gebildet werden, die dem Körper Entzündung und Schmerz signalisieren. Die Gegenspieler von Omega-6-Fettsäuren sind die antientzündlichen Omega-

3-Fettsäuren. Das empfohlene Verhältnis zwischen Omega 3 und Omega 6 liegt bei etwa 1 : 2,5.

Dr. Karsten Ostermann: »In den Messungen in der Praxis sehe ich meistens ein Verhältnis von 1 : 30. Meist benötigt ein Erwachsener mindestens 2 Gramm Omega-3-Fette als Fischöl pro Tag, um ein halbwegs gesundes Verhältnis herzustellen. Allein durch diese Maßnahme können 30 Prozent der Schmerzen gesenkt werden. Man muss aber bedenken, dass all diese Maßnahmen kein Akutschmerzmittel ersetzen können. Sie brauchen Zeit, um zu wirken.«

Auch bei Arthrosen und wiederkehrenden Gelenkentzündungen ergibt es Sinn, den Darm, das Leaky-Gut-Syndrom und Nahrungsmittelintoleranzen im Auge zu behalten. Im entsprechenden Kapitel gibt es ein schönes Beispiel, wie eine Nahrungsintoleranz auch zu Gelenkschmerzen bei Arthrose (oder auch bei Rheuma) beitragen kann (dies ist genauer beschrieben ab Seite 141).

FRUCTOSEINTOLERANZ – WENN FRUCHTZUCKER PROBLEME BEREITET

Fructose ist ein anderer Begriff für Fruchtzucker. Auch der Haushaltszucker (Saccharose) besteht zur Hälfte aus Fructose, die andere Hälfte des Zweifachzuckermoleküls ist die Glucose. Fructose wird häufig Softdrinks als Süßungsmittel zugesetzt. Auch in Fertigprodukten ist der Stoff oft zu finden.

Zucker ist grundsätzlich nichts Schlechtes. Jede unserer Körperzellen benötigt Glucose als Energielieferant. Fructose wird dazu in der Leber in Glucose umgewandelt. Jeder Mensch hat nur eine begrenzte Aufnahmekapazität von Fructose. Ein gesunder Mensch kann etwa 30 bis 50 Gramm Fructose ohne Beschwerden aufnehmen. Bei den meisten HPUlern ist das nicht so. Sie leiden unter einer Fructoseintoleranz in unterschiedlichen Ausprägungen.

GRUND FÜR FRUCTOSEINTOLERANZ

Der HPUler kann die Umwandlung von Fructose in Glucose nicht besonders gut durchführen. Denn der häufig unter HPU vorkommende Zinkmangel vermindert auch die Funktionsfähigkeit der Aldolase B – des Enzyms, das in der Leber Fructose in Glucose umwandelt. In der Folge kann es zu einem Glucosemangel (Unterzuckerung) mit zahlreichen Beschwerden kommen. Gleichzeitig führt ein hoher Fructosespiegel zur Ausschüttung von Insulin, was den Glucosespiegel noch weiter absinken lässt. Es gibt auch eine erblich bedingte Fructoseunverträglichkeit. Eine Fructoseintoleranz kann durch einen Mangel der Schilddrüsenhormone T3 und T4 entstehen, da die Arbeitsgeschwindigkeit des Darmtransporters GLUT-5 von der Menge der anwesenden Schilddrüsenhormone im Darm abhängt.

Zu den Symptomen einer Fructoseunverträglichkeit gehören:

- Bauchkrämpfe
- Blähungen
- breiiger Stuhl, aber auch Verstopfung (je nach Zusammensetzung der Darmflora)
- Schwindel
- Zittern
- Übelkeit
- Schwitzen
- schneller Puls
- Hungergefühl kurz nach einer Mahlzeit
- Stimmungsschwankungen
- Kopfschmerzen
- Konzentrationsstörungen
- Depression
- Müdigkeit
- Aggression

TEST AUF FRUCTOSEINTOLERANZ

Es gibt verschiedene Tests, mit denen eine Fructoseintolreranz nachgewiesen werden kann.

Für Experten

In der Leber wird Fructose zu Fructose-1-Phosphat umgebaut. Im Anschluss spaltet die Aldolase das Fructose-1-Phosphat in Glycerinaldehyd und Dihydroxyacetonphosphat. Klappt dieser Umwandlungsschritt nicht, weil Zink fehlt oder das Aldolase B-Enzym genetisch bedingt stark beeinträchtigt ist, sammelt sich Fructose-1-Phosphat in den Zellen an. Dieses Zwischenprodukt hat eine ausgeprägte toxische Wirkung und hemmt die Glycolyse.

Bei einer Unverträglichkeit von Fructose arbeitet meist auch das Transportprotein für Fructose (GLUT-5) im Dünndarm nicht richtig. Normalerweise sorgt GLUT-5 dafür, dass Fructose im Dünndarm aufgenommen wird. Geschieht dies nicht in ausreichendem Maße, sammelt sich Wasser im Dünndarm. An den Dünndarm schließt sich der Dickdarm an. Dort kann Fructose nicht mehr in den Blutkreislauf aufgenommen werden. Wasser und Fructose strömen also in den Dickdarm. Die dort lebenden Bakterien verstoffwechseln die Fructose zu Gasen, die Blähungen hervorrufen. Der Wasserüberschuss kann zu Durchfall, aber auch zu Verstopfung führen. Die Symptome gleichen dem eines Reizdarms.

Verstärkt werden kann dieser Zustand durch eine Schilddrüsenunterfunktion (häufig bei HPU), da die Arbeitsgeschwindigkeit des Darmtransporters GLUT-5 von der Menge der anwesenden Schilddrüsenhormone T3 und T4 im Darm abhängt. Auch der Zuckeraustauschstoff Sorbit (E 420) kann eine Fructoseintoleranz verstärken, da er die GLUT-5-Transporter kurzfristig blockiert.

H_2-ATEMTEST

Nach dem Verzehr einer bestimmten Menge Fructose wird die Wasserstoff-Konzentration in der Atemluft gemessen. Einen Atemtest kannst du beim Gastroenterologen oder zu Hause durchführen.

Dr. Karsten Ostermann: »Bevor ich einen Fructosebelastungstest in meiner Praxis durchführe, schließe ich eine erblich bedingte Fructoseintoleranz mithilfe eines Gen-Tests auf Fructoseintoleranz aus, denn eine Belastung mit großen Mengen Fructose kann bei diesen Patienten zu erheblichen Stoffwechselkrisen führen.«

VERBESSERUNG DER FRUCTOSE-VERTRÄGLICHKEIT

- Oft sorgt eine Anhebung des Zinkspiegels im Laufe der HPU-Therapie bereits für eine verbesserte Aufnahme von Fructose.
- Mikronährstoffmängel sollten aufgefüllt werden. Häufig sind bei einer ausgeprägten Fructoseunverträglichkeit neben Zink auch Tryptophan und Folsäure im Mangel. Jedoch sollte keine Folsäure eingenommen werden, sondern die biologisch aktive Form (6S)-5-Methyltetrahydrofolsäure-Glucosaminsalz (5-MTHF).
- Die Aufnahme von Fructose sollte zu Beginn der Therapie auf ein individuell verträgliches Maß reduziert werden (Listen zum Fructosegehalt von Lebensmitteln sind im Internet leicht zu finden). Auf Dauer sollte Fructose nicht gemieden werden, da der Körper sonst die Anzahl der Fructosetransporter GLUT-5 reduziert und sich das Problem dadurch noch verschärft. Eine Anhebung der Fett- und Proteinmenge in der Nahrung fördert hingegen die Ausbildung von GLUT-5 und führt somit zu einer verbesserten Aufnahme von Fructose im Dünndarm. Sorbit hingegen sollte gemieden werden, denn Sorbit blockiert den GLUT-5-Transporter.
- Bei einer Dünndarmfehlbesiedlung können ozonisierte Olivenöle und Oreganoöl helfen.
- Künstliche Süßstoffe sollten vermieden werden, da sie die Darmflora empfindlich stören können. Reissirup und Erythrit wird meist gut vertragen; ob Stevia vertragen wird, muss individuell geprüft werden.
- Produkte (meist Präbiotika) meiden, die Oligofructose beziehungsweise Fructooligosaccharide (FOS) enthalten, zum Beispiel Inulin. Sie verstärken die Beschwerden der Fructoseunverträglichkeit meist noch.

HISTAMININTOLERANZ BEI HPU

Dr. Karsten Ostermann: »Ungefähr die Hälfte der HPUler in meiner Praxis haben auch ein Problem mit dem Histaminabbau.«

Bei einer Histaminintoleranz (HIT) ist das Verhältnis von Aufnahme beziehungsweise Bildung und Abbau von Histamin im Körper aus dem Gleichgewicht geraten. Bei der HPU kommt sowohl die Histaminose (hoher Histaminspiegel) als auch die Histapenie (niedriger Histaminspiegel) vor.

GUT ZU WISSEN

Histamin gelangt nicht nur über die Nahrung in unseren Körper, wir produzieren diesen wichtigen Botenstoff auch selbst. Histamin im menschlichen Körper stammt aus drei verschiedenen Quellen:

- aus der Nahrung – nahezu alle Lebensmittel enthalten Histamin in unterschiedlichen Konzentrationen
- aus Mastzellen im Körper
- aus dem Gehirn – dieses Histamin wird in speziellen Nervenzellen und in Mastzellen im Hypothalamus produziert.

Histamin wirkt als Gewebshormon in allen Organen unseres Körpers sowie als Neurotransmitter im zentralen und peripheren Nervensystem.

Für den Abbau von Histamin stehen dem Körper nach heutigem Kenntnisstand drei verschiedene Enzyme zur Verfügung:

- Diaminoxidasen (DAO) bauen Histamin aus der Nahrung im Darm ab sowie Histamin in der Gebärmutter.
- Histamin-N-Methyltransferasen (HNMT) bauen körpereigenes Histamin in den Zellen ab, außerdem Histamin, das die DAO nicht abzubauen schafft.
- Monoaminooxidasen (MAO) leisten den Abbau von körpereigenem Histamin im letzten Schritt (HNMT-Abbauweg).

Die Histamin-N-Methyltransferasen (HNMT) müssen mehr als die Hälfte des täglich anfallenden Histamins im Körper abbauen, auch das Histamin, das über den Darm ins Blut gelangt, wenn die DAO ihre Aufgabe nicht mehr schaffen. Sie sind also die wichtigste Enzymgruppe für den Histaminabbau.

Im Labor können wir aktuell allerdings nur die Aktivität der DAO und den Histamingehalt im Blut beziehungsweise Stuhl direkt bestimmen lassen.

Das täuscht häufig über die Wichtigkeit der HNMT beim Histaminabbau hinweg. Denn selbst wenn der DAO-Wert einigermaßen in der Norm ist, kann der Betroffene ein großes Problem mit dem Histaminabbau über die HNMT haben.

Da die HNMT in der Zelle sitzen, kann ihre Aktivität nur indirekt bestimmt werden. Dafür eignet sich die Testung der totalen Histaminabbaukapazität im Serum (Labor Biovis) oder über die Messung des Abbauproduktes N-Methylhistamin im Urin (Labor Ganzimmun Diagnostics AG).

Für diesen Abbauweg spielt außerdem die Methylierungsfähigkeit des Körpers eine zentrale Rolle. Wir erinnern uns: Bei der Methylierung hängt der Körper eine sogenannte Methylgruppe (chemisch $-CH_3$) an ein Molekül an. Damit Histamin über den HNMT-Weg abgebaut werden kann, muss es im ersten Schritt methyliert werden. Das geschieht über die Herstellung von s-Adenosylmethionin (SAM oder SAMe) im Methylierungszyklus. Der bei HPUlern sehr häufig vorkommende Polymorphismus im MTHFR-Gen kann die Methylierungsfähigkeit und damit den Histaminabbau nachhaltig stören.

ERHÖHTE HISTAMINWERTE BEI HPU: HISTAMINOSE

Auch erhöhte Histaminwerte (Histaminose) kommen bei HPU-Betroffenen vor. Eine verringerte DAO-Aktivität kann ein Hinweis auf eine Histaminose sein. Aktivitätsmessungen der DAO sowie die Bestimmung von Histamin im Blutserum und im Stuhl nehmen verschiedene Labore vor. Auch der Histamingehalt im Stuhl kann auf eine Störung das Histaminabbaus im Darm hinweisen.

Histaminrezeptoren kommen in nahezu allen Organsystemen vor. Daher können sich die Symptome der Histaminintoleranz auch nahezu überall im Körper äußern. In den meisten Fällen entsteht eine Histaminose durch einen DAO-Mangel. Wir erinnern uns: Die DAO ist für den Abbau des Histamins aus der Nahrung verantwortlich. Dieses Histamin gelangt gewöhnlich schubweise in den Körper. Diese Symptome treten meist direkt nach dem Verzehr eines übermäßig histaminhaltigen Lebensmittels auf.

Ein HNMT-Mangel betrifft hingegen den Abbau des vergleichsweise konstant anfallenden, intrazellulären, körpereigenen Histamins. Dieser äußert sich eher in einer chronischen Form der Histaminintoleranz, bei der oft auch das Nervensystem in Mitleidenschaft gezogen wird. Auch ein Polymorphismus in einem Gen, das für einen der vier Histaminrezeptoren codiert, kann eine Histaminproblematik zur Folge haben.

Symptome einer Histaminose

Die klassischen Symptome eine Histaminose sind:

- Flush (plötzliches Erröten)
- Übelkeit
- Kopfschmerzen
- Hitzegefühl
- Atemnot
- Durchfall

Symptome DAO-Mangel

Bei einem DAO-Mangel kann es auch zu folgenden Beschwerden kommen:

- Ekzemen der Haut
- Heuschnupfen, Juckreiz und Quaddeln
- Hypertonie (Bluthochdruck)
- Colitis (Darmentzündung)
- Asthma

Symptome HNMT-Mangel

Typische Symptome für einen HNMT-Mangel sind:

- Müdigkeit
- Unruhe
- Schlafstörungen
- Muskelzuckungen
- Schwindel
- Angstzustände

THERAPIE UND ERNÄHRUNG BEI HISTAMININTOLERANZ

Unter der üblichen HPU-Therapie mit Zink, aktiviertem Vitamin B_6 (P5P) und Mangan normalisiert sich der Histaminspiegel bei den meisten HPU-Patienten innerhalb eines Jahres. Den histaminabbauenden Enzymen sollten zudem alle dazu nötigen Stoffe zur Verfügung stehen.

HISTAMINARME ERNÄHRUNG

Bei der Histaminose hat sich eine histaminarme Ernährung zu Beginn der Therapie als sinnvoll erwiesen, um das System zunächst zu entlasten (Näheres zur Ernährung siehe Seite 189). Dauerhaft streben wir aber die Normalisierung des Histaminabbaus an, nicht die lebenslange Auslassdiät.

Lang gelagerte oder gereifte Lebensmittel enthalten viel Histamin und sollten daher gemieden werden. Das gilt auch für wieder aufgewärmte Speisen. Betroffene sollten daher immer frisch Gekochtes essen. Weitere Infos sind zu finden bei der Schweizerischen Interessensgemeinschaft für Histaminintoleranz (SIGHI).

MEDIKAMENTÖSE THERAPIE DER HISTAMINUNVERTRÄGLICHKEIT

Reguliert sich der Histaminspiegel unter der HPU-Therapie nicht, kann eine erweiterte Therapie erfolgen.

Histaminose

- Im Akutfall hilft ein Antihistaminikum. Es verhindert das »Andocken« des Histamins an die spezifischen Histaminrezeptoren, indem es diese Rezeptoren besetzt.
- Hoch dosiertes Vitamin C (gegebenenfalls auch als Infusion) kann einen hohen Histaminspiegel senken. In oraler Form eignen sich liposomales Vitamin C und Ester C, da sie die beste Bioverfügbarkeit aufweisen.
- Viel trinken! Histamin ist wasserlöslich.

- Das Enzym DAO kann bei einer leichten Histaminintoleranz und verminderter DAO-Aktivität in Tablettenform vor einer Mahlzeit eingenommen werden.
- Auch Zeolith und Huminsäure (zum Beispiel Activomin oder Trinkmoor) werden zum Binden von überschüssigem Histamin eingesetzt.
- SAMe (darf nicht mit Psychopharmaka vom Typ Serotonin-Wiederaufnahmehemmer und Triptanen gegen Migrane kombiniert werden)

5

Die fünf Säulen der HPU-Therapie in der Praxis

Unsere Zellen sind dann gesund, wenn sie alle Substanzen zur Verfügung haben, die sie brauchen. Doch gerade bei Menschen mit einer HPU, bei Unverträglichkeiten oder einer Aufnahmestörung im Darm (Stichwort Leaky Gut) ist das nicht immer der Fall. Selbst wenn HPU-ler sich bemühen, sich ausgewogen und gesund zu ernähren, fehlt es ihrem Körper an wichtigen Nähr- und Vitalstoffen. Bei HPU ist der Verlust an Zink und Vitamin B meist so groß, dass er nicht allein über die Ernährung ausgeglichen werden kann.

BESTANDSAUFNAHME: MINERALSTOFFANALYSE IM VOLLBLUT

Einer der wichtigsten Labortests vor Beginn der HPU-Therapie ist die Mineralstoffanalyse im Vollblut. Sie bildet die Ausgangssituation des Mineralstoffhaushalts des HPUlers ab. Hieraus lässt sich auf einen Blick erkennen, was dem Betroffenen konkret fehlt. Denn wider Erwarten haben nicht alle HPUler einen ausgeprägten Mangel an Zink, Vitamin B_6 und Mangan. Manche können die vermehrte Ausscheidung dieser Stoffe offenbar besser kompensieren als andere.

Eine Mineralstoffanalyse im Vollblut ist übrigens etwas ganz anderes als ein »kleines« oder »großes Blutbild«, das du sicher vom Hausarzt kennst. Bei der Mineralstoffanalyse werden je nach Umfang folgende Stoffe in deinem Blut untersucht:

- Zink
- Kupfer
- Mangan
- Magnesium
- Selen
- Kalzium
- Natrium
- Phosphor
- Chrom
- Molybdän

Da sich manche dieser Stoffe hauptsächlich innerhalb der Zelle befinden (Zink kommt beispielsweise zu 93 Prozent innerhalb der Zelle vor), ist es wichtig, dass das Blut im Labor nicht zentrifugiert wird. Bei diesem Schritt trennen sich nämlich Blutserum und Blutzellen voneinander. Untersucht man nun nur den Zinkgehalt im Blutserum, unterschlägt man 93 Prozent des Zinkvorkommens und erhält so einen ungenauen Wert. Eine ideale Analyse misst auch die wichtigsten toxischen Metalle wie Aluminium, Blei, Cadmium, Quecksilber, Arsen und Nickel.

> *»Einige Metalle können essenzielle Mineralstoffe nachahmen und so ihre Funktion hemmen. Ein solcher Antagonismus ist zum Beispiel zwischen Cadmium und Zink sowie zwischen Nickel und Magnesium beschrieben. Daher liefert die Spiegelbestimmung von Cadmium und Nickel gerade bei Zink- und Magnesiumspiegeln im unteren Normbereich eine wichtige*

Zusatzinformation. Weitere antagonistische Interaktionen bestehen zwischen Blei und Kalzium sowie zwischen Quecksilber und Selen.«

Institut für medizinische Diagnostik (IMD)

MESSUNG VON VITAMIN B_6

Vitamin B_6 ist kein einzelnes Vitamin, sondern eigentlich ein Sammelbegriff für die sieben verschiedenen chemischen Formen, in denen Vitamin B_6 vorkommen kann:

- Pyridoxal (PL)
- 1-Pyridoxin (PN)
- Pyridoxamin (PM)
- Pyridoxal-5-phosphat (P5P)
- 1-Pyridoxin-5-Phos-phat (PNP)
- Pyridoxamin-5-Phosphat (PMP)
- 4-Pyridoxalsäure

Pyridoxal-5-Phosphat (P5P) gilt als aktive Form von Vitamin B_6, die in der Zelle wirken und den Stoffwechsel beeinflussen kann. Hinweis: Zur Aktivierung von Vitamin B_6 benötigt der Körper Zink und Vitamin B_2. Ob das Mengenverhältnis der anderen Vitamin-B_6-Formen für die Aktivität von P5P bei HPUlern eine Rolle spielt, wird aktuell untersucht. Dass die Messung von Vitamin B_6 im Blutserum zu fehlerhaften Ergebnissen beziehungsweise den falschen Schlüssen führen kann, da eine Unterscheidung zwischen aktiven und inaktiven Vitamin-B_6-Metaboliten unmöglich ist, wurde bereits auf Seite 154 besprochen. Um dieses Problem zu umgehen, bieten sich die folgenden zwei Lösungen an.

CYSTATHIONIN IM URIN MESSEN

Cystathionin gilt als Marker für einen B_6-Mangel und wird im Urin gemessen. Die Bildung und der Abbau des Cystathionins werden von Enzymen katalysiert, welche Vitamin B_6 als Kofaktor benötigen. Hohe Cystathioninspiegel deuten auf einen B_6-Mangel hin.

Als Stoffwechselprodukt zeigt Cystathionin an, ob sich im Stoffwechsel bereits Störungen durch einen B_6-Mangel manifestiert haben – quasi »ob das Kind bereits in den Brunnen gefallen ist«. Diese Untersuchung ist also nicht zur »Frühdiagnostik« geeignet, sondern zeigt nur einen relativ schweren Mangel an.

DIE AKTIVE FORM VON VITAMIN B_6 BESTIMMEN LASSEN

Der Bluttest erfasst die tatsächlich im Stoffwechsel wirksame Form von Vitamin B_6. Der Marker zeigt an, ob dem Stoffwechsel genügend Ausgangsmaterial zur Verfügung steht, um richtig funktionieren zu können. Im Gegensatz zu Cystathionin ist das aktive Vitamin B_6 also eher ein prophylaktischer Marker.

> *»Wichtig ist, dass man nicht B_6 im Serum als reine ›Menge‹ bestimmt. Das wird leider zu oft gemacht. Gerade bei HPU-Patienten ist der B_6-Mangel nur über den Bioaktivitätstest nachweisbar und nicht über die Gesamtmenge im Blutserum.«*
>
> *Dr. von Baehr, Leiter des Instituts für medizinische Diagnostik (IMD)*

Je nach Begleitsymptomen der HPU können noch weitere Tests sinnvoll sein. Diese Tests haben wir im jeweiligen Abschnitt zur entsprechenden Symptomatik beschrieben.

THERAPIESÄULE 1: DIE HPU-MIKRONÄHRSTOFFE

HPUler scheiden über den Urin den Hämopyrrollaktam-Komplex (HPL-Komplex) aus. Wir erinnern uns: Der HPL-Komplex besteht aus dem fehlgefalteten Häm, an das Zink, Vitamin B und etwas Mangan angeheftet sind. Diese Mikronährstoffe gehen dem HPUler also in großem Maße verloren. Die Basistherapie der HPU besteht daher zunächst darin, genau diese Mikronährstoffe zu ergänzen. Hierbei gibt es Folgendes zu beachten:

LANGSAMER EINSTIEG

Wir empfehlen folgende Dosierungen pro Tag für einen erwachsenen HPUler:

Mikronährstoff	Menge
Zink	30 mg
Mangan	3 mg
Aktiviertes Vitamin B_6 (P5P)	50 mg

Diese Dosierungen beziehen sich auf einen durchschnittlichen, erwachsenen HPUler. Es kann sein, dass du dich mit einer geringeren oder höheren Dosierung wohlfühlst. Zu Beginn der Therapie ist es allerdings hilfreich, sich an diesen Richtwerten zu orientieren.

ACHTUNG

Kinder unter vier Jahren sollten kein Mangan einnehmen, da sich Mangan möglicherweise negativ auf die kindliche Hirnentwicklung auswirken könnte.

Ideal ist es, wenn man nach drei bis sechs Monaten die Vollblutanalyse wiederholt, so kann man herausfinden, wie viele Mikronährstoffe man als »Erhaltungsdosis« einnehmen sollte. Mit der Einnahme von Zink, Mangan und P5P füllst du nicht nur bestehende Mängel dieser Vitalstoffe wieder auf, sondern verbesserst auch deine Häm-Synthese. Der Grund dafür: Einige Enzyme des Häm-Syntheseweges brauchen P5P als Kofaktor, um funktionieren zu können. Im Laufe der HPU-Therapie wirst du vermutlich immer weniger des HPL-Komplexes ausscheiden. Dein Stoffwechsel wird sich stabilisieren.

Grundsätzlich kannst du die Mikronährstoffe sowohl oral als auch intravenös zu dir nehmen. Aus praktischen Gründen entscheiden sich die meisten HPUler für die orale Aufnahme. Es kann aber sein, dass einige Mängel per Infusion ausgeglichen werden müssen, wenn man die Werte mit der oralen Supplementation nicht verbessern kann. Das ist häufig bei Zink und auch Eisen der Fall oder wenn ein hoher nitrosativer Stress vorliegt und höhere Dosierungen von Vitamin B_{12}, Vitamin C und Glutathion gegeben werden müssen. In einigen Fällen ist auch eine Chelat-Therapie angezeigt, wenn eine hohe Schwermetallbelastung vorliegt.

ACHTUNG BEI HPULERN MIT ANGST ODER DEPRESSIONEN

Gerade sensible Patienten und bei Patienten mit Angststörungen oder einer Depression (auch wenn diese bereits in der Vergangenheit zurückliegen) sollten langsam und behutsam in die HPU-Therapie starten, da es bei einem zu schnellen Einstieg zu psychischen und körperlichen Nebenwirkungen kommen kann.

Der Grund hierfür ist, dass im Gehirn Vitamin B_6 zur Herstellung der Neurotransmitter Serotonin, Noradrenalin, Epinephrin und Gamma-Aminobutyrat (GABA) benötigt wird und somit sowohl an der neuronalen Erregung als auch an deren Hemmung beteiligt ist. Ein Stoffwechsel, dem jahrelang Vitamin B_6 gefehlt hat, kann durch eine zu schnelle und zu hohe Vitamin-B_6-Einnahme ganz schön aus dem Gleichgewicht geraten. Dabei muss beachtet werden, dass der Körper zur Aktivierung von Vitamin B_6 Zink und Vitamin B_2 benötigt.

Zur Herstellung des körpereignen Histamins benötigt der Stoffwechsel ebenfalls Vitamin B_6. Eine zu schnelle Vitamin B_6-Einnahme kann daher den Histaminspiegel zu schnell ansteigen lassen und histaminempfindlichen HPUlern Probleme bereiten. Andererseits brauchen wir B_6 auch für das histaminabbauende Enzym DAO. Abhilfe schaffen kann hier die Aminosäure Taurin, die gerne zu Beginn der HPU-Therapie, aber auch später begleitend eingenommen wird.

DIE SCHON-BASISTHERAPIE FÜR EMPFINDLICHE PATIENTEN

Woche eins bis zwei

Etwa 10 Milligramm Zink pro Tag, auf der Bettkante (vor dem Schlafengehen) einnehmen, denn Zink senkt den Cortisolspiegel und kann daher etwas müde machen.

Woche drei bis vier

Etwa 500 Milligramm Taurin morgens nüchtern oder zum Frühstück ergänzen, steigere in dieser Zeit auch die Zinkeinnahme auf 20 Milligramm pro Tag.

MIT TAURIN BEGINNEN

Taurin ist eine Aminosäure, die der menschliche Körper aus den Aminosäuren Cystein und Methionin selbst bilden kann, allerdings unter Mithilfe von Vitamin B_6.

Taurin unterstützt die Verdauung über die Bildung von Gallensäuren. Die Aminosäure ist ein Antioxidans, unterstützt die Entgiftung von Schwermetallen und anderen Xenobiotika und ist, wie Vitamin B_6, an der Bildung von Neurotransmittern beteiligt. Taurin unterstützt außerdem, ebenfalls wie Vitamin B_6, den Kohlenhydratstoffwechsel.

Die Einnahme von Taurin entlastet den Verbrauch von Vitamin B_6. Das heißt, dem Stoffwechsel steht unter Taurineinnahme mehr Vitamin B_6 für andere Stoffwechselprozesse zur Verfügung. Taurin unterstützt auch die Wirkung von GABA und ist angstlösend und beruhigend. Auch verbessert es die Phase-II-Entgiftung.

NACH VIER WOCHEN VITAMIN B_6 EINFÜHREN

Wenn du die Kombination aus Zink und Taurin gut verträgst, kannst du nach vier Wochen langsam Vitamin B_6 integrieren. Nutze dazu entweder ein spezielles HPU-Kombipräparat oder ein Einzelpräparat mit Vitamin B_6 in der aktiven Form [Pyridoxal-5-Phosphat, P5P].

Starte nun zunächst mit fünf bis zehn Milligramm P5P. Verträgst du diese Dosierung über drei Tage gut, kannst du die Dosis langsam steigern. Manche HPUler haben überhaupt kein Problem mit der Einnahme von P5P. Bei anderen machen sich zu Beginn der Therapie Nebenwirkungen wie Unruhe, Angst und allgemeines Unwohlsein bemerkbar. Bist du davon betroffen, reduziere die Dosis von P5P und habe etwas Geduld. Manchmal braucht es einige Zeit, bis sich der Stoffwechsel an P5P gewöhnt hat. Probiere immer wieder aus, bei welcher Dosierung es dir gut geht. Die Erfahrung hat gezeigt: Die Zieldosis von 50 Milligramm P5P ist nur ein Orientierungswert. Manche HPUler benötigen deutlich mehr, um sich wohlzufühlen, andere deutlich weniger. Mit der Zeit wirst du hier deine persönliche Wohlfühldosierung finden.

MANGAN

Mangan kann unkompliziert in die Therapie integriert werden. Es wird von den allermeisten HPUlern problemlos vertragen.

> *Dr. Karsten Ostermann: »Mangan wird in der HPU-Therapie oft unterschätzt. Dabei ist Mangan für die hauseigene Entgiftungsmaschinerie der Mitochondrien unerlässlich. Fehlt den Superoxiddismutasen Mangan, stockt die Entgiftung. Dann kann ich auch mit der besten HPU-Therapie nichts ausrichten.«*

Mangan ist zwar wichtig, sollte aber dennoch nur in Maßen eingenommen werden, da es bei vielen HPUlern im Laufe der Zeit akkumuliert. Regelmäßige Mineralstoffanalysen bieten hier eine gute Orientierung.

LANGSAM HERANTASTEN

Empfindliche HPUler mit zahlreichen Unverträglichkeiten sollten alle Präparate einzeln langsam schrittweise hochdosieren und möglichst auf Kombipräparate verzichten. So lässt sich schnell herausfinden, wenn eine bestimmte Substanz nicht vertragen wird.

ERFOLGSFAKTOR EISEN

HPUler, die zu Beginn der Therapie gut aufgefüllte Eisenspeicher (Ferritinwerte über 70 Nanogramm pro Milliliter) haben, sprechen schneller und besser auf die HPU-Therapie an als HPUler mit relativ leerem Eisenspeicher. Ein Blick auf diesen Wert lohnt sich also. Bei Bedarf sollte der Eisenspeicher aufgefüllt werden; bei sehr niedrigen Werten eignen sich dazu auch Infusionen.

WEITERE MIKRONÄHRSTOFFE

> *Dr. Karsten Ostermann: »Ich ergänze die HPU-Basistherapie gern mit einem aktiven Multipräparat. Für Patienten mit einem Zinkmangel oder einem Kupferüberschuss nutze ich gerne die Multivitamin aktiv-Kapseln ohne Kupfer.«*

Alle anderen HPUler können durchaus Kupfer in ihre Supplementation integrieren. Der enthaltene Vitamin-B-Komplex im Multivitamin ist wichtig, da sich die B-Vitamine wie die Spieler einer Fußballmannschaft gegenseitig brauchen. Auch ist im Multipräparat Selen enthalten, was häufig im Mangel und sehr wichtig für die Entgiftung ist.

EINNAHME VON METALLEN

Es hält sich hartnäckig die Annahme, man solle Metalle wie Zink, Kupfer, Eisen nicht gleichzeitig einnehmen, da sie sonst um die Transporter im Darm konkurrieren. Wenn wir Metalle an organische Substanzen gebunden einnehmen, trifft das nicht zu. An Aminosäuren gebunden, werden die Metalle dann über die Aminosäuretransporter im Darm aufgenommen und gelangen quasi als blinder Passagier mit hinein. Sind nicht alle eingenommenen Metalle an dieselbe Aminosäure gebunden, entsteht hier auch keine Konkurrenz.

Wichtig ist, den Stress aus der Einnahme zu nehmen. Denn Stress ist pures Gift für den HPUler, der ohnehin gerne alles perfekt machen möchte.

HPU-Basisversorgung		
Mikronährstoff	Idealer Einnahmezeitpunkt	Menge pro Tag (individuell verschieden)
Zink	abends	30 mg
Vitamin B_6 in aktiver Form (P5P)	morgens nach dem Frühstück	50 mg
Mangan	beliebig	5 mg
Taurin	morgens nüchtern	500 mg
Magnesium	über den Tag verteilt	350–400 mg
(kupferfreies) Multipräparat	mittags oder abends	
Unterstützung der Schilddrüse		
Jod	morgens nüchtern	200 µg
Selen	morgens nüchtern	150 µg
Andere wichtige Mikronährstoffe		
Vitamin D	zu einer fetthaltigen Mahlzeit	3000–5000 IE, Übergewichtige grundsätzlich mehr
Eisen	zusammen mit Vitamin C, das verbessert die Eisenaufnahme	15 mg
Omega-3-Fettsäuren	zu einer fetthaltigen Mahlzeit	2 g
Kupfer	zu einer Mahlzeit, kann nüchtern zu Übelkeit führen	2 mg
Vitamin C (liposomal oder als Ester-C)	zwischen den Mahlzeiten	500–800 mg
B-Vitamine (in aktiver Form)	als aktiver B-Komplex, Einnahme getrennt von P5P (Erklärung siehe unten)	
Vitamin B_9 (als Methylfolat), keine »Folsäure«	eher vormittags, da B-Vitamine auf die meisten Menschen anregend wirken	400–800 µg

Dr. Karsten Ostermann: »Vor der Substitution messe ich die Spiegel. Für Jod nutze ich die Messung im Urin, Selen ist als Parameter in der Mineralstoffanalyse mit dabei.«

Vitamin D brauchen wir für die reibungslose Funktion nahezu aller Zellen und Organe. Der Vitamin-D-Spiegel wird daher gerne als »Barometer für die Gesundheit« bezeichnet. »Bei den allermeisten meiner Patienten messe ich einen Vitamin-D-Mangel«, so Dr. Ostermann. Daher gehört Vitamin D unbedingt zur HPU-Therapie mit dazu. Bei höheren Dosierungen über einen längeren Zeitraum auch an Vitamin K_2 denken.

B-Vitamine ergänzen und brauchen sich gegenseitig, daher empfehlen wir zur Basissupplementation der HPU mit Vitamin B_6 auch einen aktiven Vitamin-B-Komplex. Da die anderen B-Vitamine dem Vitamin B_6 allerdings gern einmal die Phosphatgruppe abspenstig machen und es so inaktivieren, sollte man B_6 besser getrennt von einem B-Komplex-Präparat einnehmen.

Vitamin B_9 (Methylfolat) ist bei den meisten Menschen im Mangel. Von den Methylgebern benötigen vor allem diejenigen größere Mengen, die eine Mutation im MTHFR-Gen aufweisen. Hier solltest du unbedingt darauf achten, keine Folsäure einzunehmen, sondern Methylfolat (5-MTHF). Folsäure ist ein industriell hergestelltes Produkt, das der Stoffwechsel nicht gut verwerten kann. In größeren Mengen kann Folsäure sogar die Rezeptoren für Methylfolat besetzen und damit seine Stoffwechselaktivität herabsetzen.

Magnesium ist an über 300 enzymatischen Reaktionen im Körper beteiligt und liegt sehr häufig nicht in ausreichender Menge vor. Daher sollte Magnesium unbedingt im Zuge einer Mineralstoffanalyse gemessen und bei Bedarf ergänzt werden.

Achtung bei Hashimoto: Ist die Schilddrüse akut entzündet, bitte zunächst kein Jod einnehmen. Das kann die Entzündung zusätzlich befeuern.

MEHR ENERGIE – MITOCHONDRIEN UNTERSTÜTZEN

Mehr Energie zu haben, ist eines der Hauptziele der HPU-Therapie. Eine besondere Unterstützung der Mitochondrien verschafft den meisten HPUlern mehr Energie. Oxidationsprozesse können unsere Mitochondrien schädigen. Das wirkt sich auf unser Energielevel und auf unsere kognitiven Fähigkeiten aus. Antioxidative Substanzen wie Coenzym Q10, L-Carnitin, Glutathion und Alpha-Liponsäure können die Mitochondrien vor oxidativem Stress schützen und sie regenerieren. Ribose hilft, ATP-Energie zu generieren (siehe Abschnitt »Funktion der Mitochondrien«, Seite 98), dabei wirkt sich Ribose nicht auf den Insulinstoffwechsel aus.

Über jeden dieser Stoffe ließe sich ein ganzes Buch schreiben. Aus Platzgründen haben wir hier nur die allerwichtigsten Eigenschaften kurz zusammengefasst. Finde für dich heraus, welche Mitochondrien-Unterstützer dir guttun. Das ist individuell verschieden, daher können wir hier keine allgemeingültigen Ratschläge geben.

Unterstützung der Mitochondrien	Dosierung
Coenzym Q10 (Ubiquinol)	100 mg
L-Carnitin	500 mg
Glutathion	200 mg
Ribose	2,5 g
Alpha-Liponsäure	100–200 mg

Coenzym Q10

- Coenzym Q10 ist beteiligt an der Produktion der Zellenergie (ATP) in den Mitochondrien.
- Ohne Coenzym Q10 kommt der Elektronenfluss zum Erliegen – das Zellkraftwerk steht dann still.
- Mit dem Alter nimmt die Q10-Produktion natürlicherweise ab.
- Teilweise ergibt es Sinn, die aktive Form vom Q10, das Ubiquinol, zu nutzen. Einige Menschen mit bestimmten Gen-Varianten können das

»normale« Coenzym Q10 nicht in die aktive Form umwandeln. Letztlich braucht der Körper beide Formen.

L-Carnitin

- L-Carnitin fördert den Aufbau von Eiweiß im Körper.
- Es schützt die Zellen und die Nervenzellen.
- Es wirkt stark antientzündlich.
- L-Carnitin ist an der Fettverbrennung beteiligt und hilft, die langkettige Fettsäuren in die Mitochondrien zu transportieren.
- Es fördert die Entgiftung von toxischen Acylresten in den Mitochondrien mit Optimierung des aeroben Glucosestoffwechsels in der Folge.

Glutathion

- Glutathion ist eines der wichtigsten Antioxidanzien im menschlichen Körper, es bekämpft freie Radikale.
- Es ist eine wichtige Entgiftungssubstanz in der Leber.
- Es wird für den Kohlenhydratstoffwechsel benötigt.
- Es wirkt Alterungsprozessen entgegen.
- Das Immunsystem benötigt ebenfalls Glutathion.

D-Ribose

- D-Ribose ist das Energiedepot der Zellen.
- Sie beeinflusst den Insulinwert kaum.
- Sie wird für die ATP-Produktion benötigt.

Alpha-Liponsäure

- Alpha-Liponsäure ist eine schwefelhaltige Fettsäure mit starken antioxidativen Eigenschaften.
- Sie ist fett- und wasserlöslich und kann dadurch Zellmembranen und die Blut-Hirn-Schranke überwinden.
- Alpha-Liponsäure dient der Entgiftung von Metallen.
- Sie recycelt andere Antioxidanzien wie Glutathion und Vitamin C.

HÄUFIGE FRAGEN ZUR MIKRONÄHRSTOFFTHERAPIE

DARF ICH KAPSELN ÖFFNEN?

Ja, alle Kapseln, auf denen nicht »magensaftresistent« oder »retard = zeitverzögerte Abgabe« steht, kannst du öffnen. Gegebenenfalls schmeckt das Pulver nicht so lecker. Ausnahme: Eisenkapseln sollten nicht geöffnet werden, da das lose Pulver die Zähne verfärben kann.

ICH HABE EINE ÜBER DEN URINTEST DIAGNOSTIZIERTE HPU. WARUM ZEIGEN MEINE BLUTWERTE KEINEN MANGEL BEI ZINK, VITAMIN B_6 ODER MANGAN?

Ein positiver HPU-Test zeigt, dass du diese Stoffe in Form des HPL-Komplexes vermehrt ausscheidest. Jeder Stoffwechsel kann diesen Verlust anders kompensieren. Daher haben nicht alle HPUler einen Zink- und Manganmangel. Die allermeisten HPUler haben jedoch einen Vitamin-B_6-Mangel, der jedoch häufig übersehen wird, wenn Vitamin B_6 im Blutserum statt in seiner aktiven Form gemessen wird.

ICH KANN MEINEN ZINKSPIEGEL NICHT ERHÖHEN. WAS KANN ICH DAGEGEN TUN?

Dieses Problem begegnet uns in der Praxis immer wieder. Folgende drei Strategien haben sich als hilfreich erwiesen:

- Die Aufnahme von Zink im Darm hängt unter anderem auch vom pH-Wert im Darm ab. Präparate, die einen Mix aus verschiedenen Zinksalzen enthalten, werden oft besser im Darm aufgenommen als ein Präparat mit nur einer Zinkform. Das gilt auch für andere Mineralstoffe wie zum Beispiel Magnesium.
- Die Aminosäure Cystein (in Form von N-Acetylcystein, NAC) ist an der Speicherung von Zink beteiligt. Patienten, die Cystein zusammen mit Zink einnehmen, können ihren Zinkspiegel oft erfolgreich anheben.

- Quercetin fördert die Aufnahme von Zink, indem es das Spurenelement durch die Plasmamembran der Zellen transportiert, und kann so den Zinkspiegel ebenfalls anheben.

KANN ICH MIKRONÄHRSTOFFE ÜBERDOSIEREN? IST DAS GEFÄHRLICH?

Ja, grundsätzlich kann man Mikronährstoffe überdosieren. Das kann vor allem bei fettlöslichen Stoffen der Fall sein. Aber auch Metalle wie Mangan, Eisen, Kupfer und so weiter können den Stoffwechsel aus dem Gleichgewicht bringen, wenn sie im Übermaß eingenommen werden oder kein Mangel besteht. Wir halten daher regelmäßige Blutkontrollen während der HPU-Therapie für sehr sinnvoll.

THERAPIESÄULE 2: DER DARM

Im Kapitel über die Verdauungsstörungen haben wir bereits ausführlich beschrieben, inwieweit die Stoffwechselstörung HPU zu verschiedenen Magen- und auch Darmproblemen führen kann (dies ist genauer beschrieben ab Seite 84). Auch wenn die verschiedenen Störungen auf unterschiedlichen Ursachen beruhen, ist die Basisbehandlung der HPU der erste Schritt in der Darmtherapie.

Aber häufig reicht dies nicht aus, um aus den verschiedenen Teufelskreisen herauszukommen. Eines ist gewiss: Wenn man schon verschiedene Probleme mit dem Darm hat oder gar einen Reizdarm, kommt man schneller voran, wenn einige sinnvolle Laboruntersuchungen gemacht werden (siehe Seite 84 zum Thema Darm).

WICHTIGE LABORPARAMETER IM STUHL

In einer Stuhluntersuchung kann man Entzündungen der Darmschleimhaut und andere Gründe für Verdauungsstörungen gut aufspüren. Folgende Laborparameter sind dafür hilfreich:

- Verdauungsrückstände (→ Fettverdauung, Proteinverdauung)
- Pankreaselastase (→ Bauchspeicheldrüsenfunktion)
- Calprotectin, Lysozym (→ Entzündungsmarker)
- Alpha-1-Antitrypsin und Zonulin (→ Leaky-Gut-Marker; im Blut kann man auch Zonulin bestimmen, als I-FABP → Entzündungsmarker)
- sIGA (sekretorisches Immunglobulin A) (→ Schleimhautabwehr)
- Histamin (→ ein Überschuss kann problematisch sein)
- ausführliche Analyse der Darmflora mit allen Leitkeimen (→ »freundliche« und »unfreundliche« Bakterien)

NAHRUNGSMITTELINTOLERANZ-TESTS

Intoleranz-Tests können ebenfalls wertvolle Hinweise für die Therapie des Darms liefern. Sie zeigen, welche Lebensmittel dem Immunsystem im Moment Probleme bereiten. Da die Reaktionen oft über viele Stunden zeitverzögert auftreten, lassen sich die Auslöser allein mit einem Symptomtagebuch nicht immer eindeutig zuordnen. Oft müssen sich auch mehrere Intoleranzen summieren, damit die Beschwerden sichtbar werden, sodass es schwer ist, die auslösenden Lebensmittel ohne Test gezielt zu eliminieren.

Bruchstücke von Lebensmitteln können mit verschiedenen Zellen des Immunsystems reagieren. Für die unterschiedlichen Zelltypen gibt es inzwischen eigene Testsysteme:

- Reaktionen von B-Lymphozyten werden als Typ-3-Allergie bezeichnet. Hierbei werden die Antikörper Immunglobulin G 1–3 (IgG 1–3) gemessen.
- Reaktionen von T-Lymphozyten werden als Typ-4-Allergien bezeichnet (messbar mit dem Lymphozytentransformationstest LTT).

- Reaktionen der Granulozyten können mit entsprechenden Tests nachverfolgt werden.

Dr. Karsten Ostermann: »Für die generelle Anwendung der Tests und für ihrer Anwendungsreihenfolge gibt es kein standardisiertes Vorgehen. Ich nutze in meiner Praxis zuerst den Test auf Typ-3-Allergien. Als Ergebnis bekommt der HPUler eine Liste von Lebensmitteln, auf die sein Immunsystem im Moment stark (Stufe 4) bis weniger stark (Stufe 1) reagiert. Lebensmittel der Reaktionsstufe 1 sollte der Patient für drei Monate meiden, bei Stufe 2 für sechs Monate, bei Stufe 3 für neun Monate und bei Stufe 4 für ein ganzes Jahr. So lange braucht das Immunsystem, um alle Antikörper gegen die betreffenden Lebensmittel abzubauen. Danach können die Lebensmittel unter Beobachtung einzeln wieder eingeführt werden.

Den meisten meiner Patienten geht es bereits nach drei Monaten deutlich besser. Ist das nicht der Fall, schließe ich den Lymphozytentransformationstest (LTT) an. Ein häufiger Störfaktor, den ich hiermit aufdecke, ist die orale Nickelallergie. Bei Patienten mit schweren systemischen Erkrankungen wie Krebs oder Multipler Sklerose führe ich zusätzlich einen Labortest durch, bei dem die Reaktion der Granulozyten gegen bestimmte Lebensmittel getestet werden. Mit jedem Test und jeder Elimination eines im Moment unverträglichen Nahrungsmittels kann ich die Entzündungslast des Körpers reduzieren. Bei schwerwiegenden Erkrankungen ist es wichtig, möglichst alle Entzündungsherde abzustellen. Bei weniger schwerwiegenden Erkrankungen reicht es oft aus, nur die Hauptübeltäter zu eliminieren.«

DARAUF SOLLTE MAN VERZICHTEN

Wer keinen Nahrungsmitteltest gemacht hat, fährt meist gut damit, die häufigsten problematischen Lebensmittel wegzulassen, die meist in den Tests gefunden werden. Das sind Milchprodukte, Eier, Nüsse und Getreide. Diese sollte man mindestens für drei Monate weglassen. Ein Verzicht kann aber auch länger sinnvoll sein, da es bei starken Reaktionen bis zu einem Jahr dauern kann, bis sich das Immunsystem beruhigt hat.

Bei länger bestehenden Beschwerden wie bei einem jahrelangen Reizdarm oder wenn schon viele Maßnahmen ohne merklichen Erfolg ergriffen wurden, sollte man neben den empfohlenen Labortests auch seinen Mundraum von einem Umweltzahnmediziner überprüfen lassen. Auch auf Zahnmetalle kann das Immunsystem reagieren. Das kann man sehr gut im Blut messen. Oft ist es dann nötig, den betreffenden Stoff zu entfernen, um dauerhaft Ruhe zu haben. Gerade wenn die Beschwerden mit einem Bindemittel besser werden und dann immer wiederkehren, wenn man es weglässt, dann sollte man nicht nur an Nahrungsmittelreaktionen, sondern auch an Reaktionen auf Zahnmetalle- und andere Werkstoffe denken.

WICHTIGE LABORPARAMETER IM URIN

Auch der Urin kann wertvolle Informationen über die Darmgesundheit liefern: Darin kann man verschiedene organische Säuren messen wie D-Arabitinol als Hinweis auf eine Candidabelastung, oder p-Cresol als Hinweis auf eine Clostridienbesiedlung. D-Arabitinol ist ein Zuckeralkohol, der mit Hefepilzwachstum im Zusammenhang steht und auch zu neurologischen Problemen wie Benommenheit, Schwindel, *Brain Fog* (»Gehirnnebel«) und Konzentrationsstörungen führen kann. Ebenso kann im Urin die IDO-Aktivität als Verhältnis von Tryptophan und Kynureninen gemessen werden (dies ist genauer beschrieben ab Seite 119).

DAS 4R-PROGRAMM FÜR EINEN GESUNDEN DARM

Mit diesen Informationen kann man dann ein maßgeschneidertes Konzept erstellen, das in der *Functional Medicine* (»Funktionelle Medizin«) bekannt ist als das 4R-Programm. Die vier Rs stehen für:

- *Remove* (»Weglassen, Eliminieren«)
- *Replace* (»Ersetzen beziehungsweise Hinzufügen«)
- *Reinoculate* (»Neubesiedlung«)
- *Repair* (»Reparieren«)

Dr. Karsten Ostermann: »Normalerweise erstelle ich entsprechend den Testergebnissen für jeden HPUler ein individuelles Darmsanierungsprogramm. Stehen solche Werte nicht zur Verfügung, kann ein allgemeines Darmkurprogramm ebenso hilfreich sein.«

DIE DARMREINIGUNG

Zunächst ist es sinnvoll, den Darm zu reinigen und damit auch von störenden Stoffen, von Zersetzungsgiften, Zell- und Entzündungsresten zu befreien.

Häufig schafft eine klassische Reinigung mit Glaubersalz Abhilfe – eine bekannte Maßnahme, mit der die meisten Fastenkuren eingeleitet und begleitet werden. Besser bekömmlich als Glaubersalz ist Magnesiumsulfat, bekannt als FX-Passagesalz und jetzt unter neuem Namen als Passagesalz Salus erhältlich. Man nimmt in der Regel zwei bis drei Teelöffel in 500 Milliliter Wasser und trinkt es abends vor dem Schlafengehen. An diesem Tag sollte man jedoch schon schonende Entlastungskost und keine üppigen Mahlzeiten zu sich genommen haben. Nach acht bis zehn Stunden setzt die Wirkung ein und führt zu einer Darmentleerung. Man sollte natürlich viel Flüssigkeit trinken, um den Verlust auszugleichen. Es kann sinnvoll sein, diese Darmentleerung nach einigen Tagen zu wiederholen.

Eine mildere Variante einer Darmreinigung ist das Saftfasten. Dabei verzichtet man für ein bis drei Tage (oder auch länger) auf feste Nahrung und trinkt nur zwei bis drei Liter (ideal frisch gepresste) Gemüsesäfte, Wildkräuter- oder Grassäfte. So wird nicht nur der Darm gereinigt, sondern man führt auch viele Mikronährstoffe zu, die der Darmschleimhaut helfen, sich zu regenerieren. Wenn man danach die Ernährung umstellt und viel grünes Gemüse isst, für einige Zeit sogar auf tierische Produkte verzichtet und viele Ballaststoffe aus Pflanzen und Kräutern zu sich nimmt, sorgt das für eine langsame Darmsanierung.

Wem das zu aufwendig ist, der kann auch »nur« mit den bereits im Kapitel Entgiftung vorgestellten Bindemitteln arbeiten. Diese binden die Toxine im Darm, um sie sicher auszuscheiden. Gut vertragen wird zum Beispiel eine dreimonatige Kur mit Trinkmoor: Mit einem Abstand von einer Stunde zu den Mahlzeiten gibt man zweimal täglich einen Esslöffel Trinkmoor in ein Glas Wasser und trinkt diese Mischung schluckweise. Die darin enthaltenen Huminsäuren binden nicht nur Toxine, sondern können aufgrund der enthaltenen Gerbstoffe Entzündungen und auch das Leaky-Gut-Syndrom kurieren. Wenn man schon weiß, dass ein Leaky-Gut-Syndrom vorliegt, kann man noch zweimal täglich ein bis zwei Gramm Glutamin, als Pulver in etwas Wasser eingerührt, einnehmen. Das hilft den Darmzellen bei der Regeneration und Reparatur.

Eine natürliche Möglichkeit, den Darm mit den freundlichen Darmbakterien aufzubauen, ist der Kanne-Brottrunk, der eine Vielzahl von effektiven Mikroorganismen enthält und dazu die passenden Nährstoffe. Auch Biosauerkraut kann eine gute Bakterienquelle sein, wird von HPUlern mit einer Histaminproblematik meist jedoch nicht vertragen.

DER DARM MAG GRÜN

Unsere Darmbakterien lieben alles, was grün ist. Wer momentan keine Salate verträgt, kann auch die Chlorella-Algen probieren, die von unseren Bakterien auch gern verzehrt werden und das Bakterienwachstum anregen. Für HPUler mit Histaminose eignet sich Gerstengrassaft.

BEWÄHRTE THERAPIEKONZEPTE ZUR DARMSANIERUNG

Um die Darmsanierung schneller voranzutreiben und den Darm auch mit den notwendigen »freundlichen« Bakterien zu unterstützen, kann man mit bewährten Konzepten arbeiten.

Einige nützliche Bakterien lassen sich nur schwer im Darm ansiedeln. Das sind die Bakterien, die auch den wichtigen Schutzschleim produzieren (Akkermansia, *Faecalibacterium prausnitzii*). Um ihre Ausbreitung im Darm zu fördern, sollte man sie mit ihrer bevorzugten Nahrung »füttern«. Das Einfachste ist, sich eine resistente Stärke wie Inulin zu besorgen und täglich in seine Ernährung einzubeziehen. Da diese Stärkeform von unserem Darm nicht in den Körper aufgenommen werden kann, ist sie ein ideales Nährmedium für die Darmbakterien. Hier gibt es mittlerweile einige gute Präparate mit verschiedenen Stärkeformen, die gut vertragen werden und die unsere Bakterien gut ernähren.

Dr. Karsten Ostermann: »Sehr gute Erfahrungen habe ich mit dem Konzept von Tisso gemacht mit ProEmsan, ProBasan complete und ProPräBioma. Einzigartig sind hier die im ProEmsan enthaltenen kaskadenfermentierten Enzyme, die den Biofilm des Darms verbessern. Die passenden Bitterstoffe sind im ProIntest enthalten. Aber auch Biogena hat eine gute Mischung aus Bifidobakterien (Omnilactis 10).

Für empfindliche Patienten mit Histaminproblemen bietet sich Seeking Health ProBiota Histamin X an. Das ist eine Mischung mit Kulturen, die kein Histamin produzieren und auch in der Lage sind, Histamin abzubauen. Auch Pascoflorin sensitiv ist frei von histaminbildenden Stämmen und eignet sich zum Darmaufbau von HPUlern mit Histaminintoleranz. Hinweis für eventuell besorgte Betroffene: Die darin enthaltenen Enzyme aus der Ananas haben mit der Frucht selbst nichts mehr zu tun, da sie durch eine Kaskadenfermentation gewonnen wurden. Greift man auf enzymfreie Präparate zurück, kann man die Enzyme auch einzeln ergänzen, zum Beispiel durch Rechtsregulat Bio. Das ist eine gute Mischung aus Enzymen, die in einer Kaskadenfermentation hergestellt wurden.«

DREI TIPPS AUS DER PRAXIS

- Vielen Menschen hilft auch erstmal, bis die Eliminationsdiät Wirkung zeigt, ein Enzympräparat einzunehmen. Dieses unterstützt dabei, vor allem die Eiweiße besser und schneller zu verdauen, damit sie zum einem besser aufgenommen und zum anderen nicht vom Immunsystem angegriffen werden. Am besten geeignet sind Enzyme, die aus bestimmten

Pilzen hergestellt werden und die nicht abhängig vom pH-Wert im Magen sind. Man kann dann vor jeder Mahlzeit ein bis zwei Kapseln einnehmen.

- Auch hat es sich bewährt, mit pflanzlichen Mitteln (Digestiva) zu arbeiten, wobei man hier auf die individuelle Verträglichkeit achten muss. Die darin enthaltenen Bitterstoffe fördern die Verdauungssäfte und damit die allgemeine Verdauungsleistung, aber auch unsere Darmbakterien lieben diese Bitterstoffe und können sich besser vermehren. So kann man vor jeder Mahlzeit auch eine Messerspitze eines Bitterkräuterpulvers in warmem Wasser einnehmen oder einige Tropfen einer Tinktur.
- Vitamin C trägt ebenfalls dazu bei, unseren Darm zu schützen. Zum einen hilft es, bestimmte Schwermetalle in Lösung zu halten, und auch dabei, die Darmzellen und auch ein Leaky-Gut-Syndrom zu reparieren. Somit ist es hilfreich, zweimal täglich 500 Milligramm Vitamin C, zum Beispiel als Ester-C, einzunehmen, was sehr gut vertragen wird.

THERAPIESÄULE 3: DIE ENTGIFTUNG

Die HPU ist eine Entgiftungsstörung aller Entgiftungsphasen. Das bedeutet, dass ein HPUler bei gleicher Belastung wahrscheinlich mehr Umweltgifte eingelagert hat als jemand ohne HPU. Auf der anderen Seite bedeutet es auch, dass sich beim Start einer Basistherapie mit Zink, Mangan und aktivem Vitamin B_6 die Entgiftungsleistung des Körpers nach und nach verbessert. Bei vielen HPUlern reicht die Basistherapie aus, damit sie sich wesentlich besser fühlen.

Dr. Karsten Ostermann: »Bei etwa 50 Prozent meiner HPU-Patienten reicht die Basistherapie völlig aus, damit sie sich deutlich besser fühlen. Bei den anderen 50 Prozent ist etwas mehr Aufwand nötig.«

WAS TUN BEI NEBENWIRKUNGEN DER BASISTHERAPIE

Es gibt einige HPUler, die die Basistherapie in den ersten Monaten gut vertragen, denen es aber nach einiger Zeit schlechter geht. Einige HPUler vertragen die Basistherapie von Anfang an nicht. Woran kann das liegen?

Im Kapitel Entgiftung wurden die verschiedenen Entgiftungsphasen vorgestellt und erklärt, dass Toxine, die die Phase I durchlaufen haben, meist wesentlich giftiger sind als die Ausgangssubstanz und auch starken oxidativen Stress auslösen können. Somit ist es erforderlich, dass die Phase-II-Entgiftung diese Zwischenprodukte entschärft, also wieder unschädlich macht.

Durch die Basistherapie der HPU wird vor allem die Phase I angeregt, indem zum Beispiel wieder mehr Phase-I-Enzyme gebaut werden. Somit entstehen auch wieder mehr toxische Zwischenprodukte, die unbedingt in die Phase II eingeschleust werden müssen. Meist klappt alles sehr gut, denn durch die Basistherapie kann mehr Glutathion oder auch Taurin für die Phase II gebaut werden, und alles läuft nach Plan.

Bei manchen HPUlern ist die Phase aber überfordert, wenn Phase I wieder gut läuft. Das kann verschiedene Gründe haben:

- Es fehlen Eiweißbausteine, mit denen der Körper Entgiftungsenzyme bauen kann.
- Bei HPUlern mit bereits länger bestehenden Beschwerden kann der Glutathion- und Antioxidanzienverbrauch so groß sein, dass die Speicher schlichtweg leer sind.
- Es liegt eine genetisch bedingte Entgiftungsstörung der Phase II vor (dies ist bei etwa 30 Prozent aller Menschen der Fall). Dann arbeiten die betroffenen Entgiftungsenzyme der Phase II nicht richtig. Auch andere Gen-Mutationen, die die Glutathionproduktion mitsteuern, können sich in der Phase II auswirken (zum Beispiel Mutationen im MTHFR- und CBS-Gen).

Viele Menschen wissen und merken nichts davon, denn eine schleichende Belastung mit Umweltgiften zieht sich ohnehin über viele Jahre hin, bis man krank wird, aber trotzdem arbeitet das Entgiftungssystem langsamer, so gibt es mittlerweile viele wissenschaftliche Belege, dass Menschen mit diesen Entgiftungsstörungen eher an bestimmten Krankheiten erkranken als andere.

Wenn also die Phase-I-Entgiftung nun auch langsamer läuft, sei es durch HPU oder durch andere genetische Störungen, so laufen dann Phase I und

Phase II wenigstens gleich langsam, was sicherlich nicht gut ist, aber der Körper gewöhnt sich daran, auch wenn gerade diese Menschen wesentlich häufiger verschiedene, teils auch schwerere Krankheiten in die Arztpraxen führen. Wenn diese Menschen nun eine HPU-Therapie beginnen und die Phase I dann immer besser wird, die Phase II aber nicht »hinterherkommt«, können die Beschwerden zunehmen.

Wenn also von Anfang an wenig Beschwerden bestehen, dann ist überhaupt nichts gegen den Start einer Basistherapie einzuwenden. Wer schon an chronischen Krankheiten leidet, kann die Schon-Basistherapie versuchen. Und spätestens, wenn eine Variante davon nicht vertragen wird, sollte man das Pferd von hinten aufzäumen und zuerst die Entgiftung verbessern. Idealerweise fängt man dann bei Phase IV an und arbeitet sich dann nach und nach zur Phase I vor. Zumindest sollte man Phase IV und II unterstützen, da hier die häufigsten Probleme bestehen.

GELD FÜR LABORTESTS AUSGEBEN ODER NICHT?

Wer schneller vorankommen möchte oder unter schwereren Erkrankungen leidet, der sollte zusammen mit seinem Therapeuten einige Laboruntersuchungen durchführen, um die Therapie besser planen zu können.

Eine Basislaboruntersuchung mit Blutbild, Nieren-, Leber- , Schilddrüsen- und Zuckerwerten, Ferritin, CRP (C-reaktives Protein; ein Entzündungsmarker), 25-OH-Vitamin D_3 und Omega-3- und -6-Fettsäuren-Anlayse dient als Grundlage.

DIE MINERALSTOFFANALYSE IM VOLLBLUT

Eine Laboruntersuchung, die sehr hilfreich ist, haben wir schon erwähnt: die Mineralstoffanalyse im Vollblut. Meist werden hier auch einige toxische Metalle mitgemessen. Das ist gar nicht schlecht, denn man sieht auf diese Weise die sogenannte »Hintergrundbelastung«, also das, was in den letzten Tagen vor der Blutabnahme in den Körper gelangt ist. Toxische Metalle verdrängen die nützlichen, essenziellen Metalle. Wer zum Beispiel immer wieder höhere Cadmiumwerte im Blut hat, weil der Lebensgefährte raucht, bei dem sollten der Zink- und Selenwert eben noch ein wenig mehr angehoben werden. Betroffene sollten eher hochnormale als normale Werte zeigen.

DAS LEAKY-GUT-SYNDROM

Ein Blick auf die Phase IV hat sich bewährt, denn häufig kommt bei HPU ein Leaky-Gut-Syndrom vor oder auch Entzündungen der Darmschleimhaut, die den Darm »durchlässiger« machen. Wenn man in diesem Zustand eine Entgiftungskur startet, kann es zu vermehrten Beschwerden oder Unwohlsein oder zusätzlicher Müdigkeit kommen, da die Toxine über den Darm zum Teil wieder in den Körper gelangen. Im Stuhl sollte man Parameter wie Zonulin, Alpha-1-Antitrypsin (beide sind wichtig) und Entzündungsparameter wie Calprotectin und Lysozym messen (siehe auch Seite 168). Auch die Verdauungsrückstände (Fett- beziehungsweise Proteinverdauung) sowie sIGA (Schleimhautabwehr) geben uns gute Hinweise auf Probleme. Übrigens kann man Zonulin (Leaky Gut) und I-FABP auch im Blut untersuchen lassen.

DIE DARMFLORANALYSE

Neben diesen Basisparametern kann man auch eine Floranalyse durchführen, um das Verhältnis von »freundlichen Bakterien« und »unfreundlichen Bakterien« zu überprüfen. Die »freundlichen Bakterien« sind für die Entgiftung wichtig, denn sie produzieren unter anderem einen wichtigen Schleimfilm, der die Darmschleimhaut schützt und andere »freundlichen Bakterien« ernährt. Und diese Bakterien muss man gezielt füttern. Mit dem Laborbericht erhält man meist gezielte Handlungsempfehlungen zur Verbesserung der Darmflora.

DER GEN-TEST

Ein Gen-Test, in dem die wichtigsten Polymorphismen untersucht werden, liefert bereits zu Beginn der HPU-Therapie wichtige Informationen über mögliche Schwachstellen im Stoffwechsel. Spätestens, wenn die Basistherapie nicht gut funktioniert und man auch bereits die Schon-Basistherapie mit begleitender oder vorangestellter Entgiftungstherapie probiert hat, sollte man über einen Gen-Test nachdenken. Aber Achtung: Häufig sind nicht alle Entgiftungsenzyme bei allen Anbietern enthalten. Man sollte darauf achten, dass zumindest die Gene GST-M1, -T1, -P1, MTHFR, CBS, NAT2 und so weiter mitgetestet werden.

> *Dr. Karsten Ostermann: »Bei Menschen mit chronischen Multisystemerkrankungen wie CFS (chronic fatigue syndrome), Fibromyalgie, Rheuma, und neurologischen Erkrankungen wie Multiple Sklerose, ALS (amyotrophe Lateralsklerose) und Parkinsonkrankheit finde ich in der Praxis häufig mehrere genetische Entgiftungsstörungen.«*

DER SCHWERMETALLTEST

Da gerade bei HPU immer wieder höhere Belastungen an toxischen Metallen beobachtet werden, sollte man darüber nachdenken, einen Schwermetalltest durchzuführen. Informationen über eingelagerte Metalle liefert einzig ein Chelat-evozierter Metallprovokationstest (CMET), oft auch »Provokationstest« genannt. Anders als die Mineralstoffanalyse, bei der akute Metallbelastungen der letzten Tage miterfasst werden, gibt dieser Test Auskunft über die chronische Metallbelastung. Er wird mit einer Chelatsubstanz durchgeführt, die entweder oral, idealerweise aber intravenös verabreicht wird. Die Chelatsubstanz löst die im Körper befindlichen Metalle aus ihren Depots und macht sie im Urin messbar. Für die Durchführung eines solchen Tests sollte man einen ausgebildeten Therapeuten konsultieren (Adressen im Anhang).

Mit einem Schwermetalltest fällt einiges wesentlich leichter: Man kann sehen, was man genau entgiften muss oder ob man Metalle überhaupt entgiften muss, und zum anderen sieht man auch anhand des Umfangs der Belastung, wie lange man therapieren muss und auch womit.

Denn nicht jedes Metall lässt sich gleich gut mit derselben Maßnahme aus dem Körper entfernen. Die Therapie von toxischen Metallbelastungen kann mit einer Chelatsubstanz erfolgen, wobei es hier gut verträgliche chemische Mittel gibt, die eher stärker wirken und die man bei höheren Belastungen einsetzt, oder mit »natürlichen« Chelatoren, die schwächer wirken und mit denen man für die Behandlung oft sehr viel mehr Zeit benötigt.

WELCHE TESTS BRAUCHE ICH?

Vielleicht fragst du dich nun: Soll ich wirkliche alle diese ganzen Maßnahmen ergreifen? Oder reichen für mich einige wenige? An dieser Stelle ist es nun nicht leicht, jedem eine perfekte Hilfe zu anzubieten. Grob kann man sagen: Je kränker man sich fühlt (oder wenn man schon chronisch krank ist), umso besser ist es, mehr Laborwerte zu haben und Maßnahmen über die HPU-Basistherapie hinaus zu ergreifen.

VERMEIDUNG – EXPOSITIONSPROPHYLAXE

Wenn man seinen Körper entgiften möchte, sollte man nicht ständig neue Toxine in den Körper rieseln lassen. Die wichtigsten Probleme, die daraus entstehen können, haben wir im Kapitel Entgiftung ausführlich beschrieben. Die meisten Menschen unterschätzen die Schwermetallbelastung in Fisch. Leider sind die Meere sehr stark belastet. Auch das Rauchen von Zigaretten wird von vielen Menschen als wenig gefährlich eingestuft. Es ist jedoch unglaublich, wie viele Toxine und Schwermetalle dadurch in den Körper gelangen.

Andere häufige Probleme sind Kosmetika wie Deos, die aluminiumhaltig sind, und natürlich Zahnmaterialien. Wer noch Amalgamfüllungen im Mund hat, sollte sich überlegen, es fachkundig unter Schutzmaßnahmen entfernen zu lassen.

UNTERSTÜTZUNG DER PHASE IV

Hilfreich zur Unterstützung der Phase IV sind Stoffe, die Toxine im Darm binden. Man nennt diese Mittel auch Bindemittel oder Toxinbinder. Mit einem Bindemittel wird verhindert, dass Toxine, die über die Galle in den Darm gelangen, dort wieder über den Darm in das Blut aufgenommen werden.

Achtung: Bindemittel binden auch Wasser. Daher sollte man bei der Einnahme von Bindemitteln auf eine ausreichende Flüssigkeitszufuhr achten. Dazu sollte man mindestens 1,5 Liter zusätzlich an reinem Wasser trinken. Bindemittel sollten nicht zusammen mit der Nahrung oder Medikamenten eingenommen werden, wenn man die volle Entgiftungskapazität nutzen möchte. Denn Bindemittel können auch Mineralien oder Medikamente (auch die Antibabypille) aus der Nahrung binden.

Andererseits hat die Einnahme zusammen mit der Nahrung auch einen Vorteil: Beim Essen entleert sich die Galle in den Darm, und darin sind viele Toxine gespeichert, die man mit dem Bindemittel »einfangen« kann. Einige Menschen vertragen ein Bindemittel besser, wenn sie es mit der Nahrung einnehmen. In diesem Fall sollte man das Bindemittel in Form einer Kur für drei bis sechs Wochen einnehmen, um einen Nährstoffverlust zu vermeiden.

TRICK AUS DER PRAXIS

Man nimmt idealerweise nüchtern erst eine Portion des Bindemittels ein und nach etwa 15 Minuten dann eine Portion Bitterkräuter als Pulver oder Tinktur. Auf diese Weise leert sich die Gallenblase und die fettlöslichen Toxine können an das Bindemittel binden. Sicherheitshalber sollte man danach noch eine kleine Portion vom Bindemittel nehmen, damit alle Toxine auch gebunden werden.

Die wichtigsten Bindemitte für HPUler sind:

- Huminsäuren als Trinkmoor oder Kapsel
- Chlorella-Algen
    - Achtung: Es muss geprüfte Indoor-Qualität sein, Bioqualität reicht in diesem Fall nicht.
    - Chlorella wird nicht von allen HPUlern gut vertragen.
    - Bei Histaminintolreranz eignet sich die Spirulina-Alge.

- Bio-Flohsamenschalen
- medizinische Kohle (Aktivkohle)
- Pektine
- Heilerden und Zeolithe

Es ist sehr wichtig, auf eine gute und, wenn möglich, Bioqualität zu achten, da Bindemittel auch mit Metallen verunreinigt sein können. Algen müssen zwingend in einer Indoor-Produktion hergestellt werden, da sie selbst oft erhebliche Schermetallbelastungen aufweisen. Heilerden und Zeolithe zeigen in Messungen öfters höhere Aluminiumgehalte und werden nicht immer gut vertragen.

Bei der Verträglichkeit ganz oben scheinen hier Huminsäuren zu sein, ideal als Trinkmoor. Es gibt mindestens zwei Anbieter, wobei man unbedingt die Glasflasche wählen sollte. Huminsäuren binden nicht nur Schwermetalle gut, sondern auch sehr effektiv Histamin und Glyphosat, und sie können aufgrund ihrer sekundären Pflanzenstoffe sehr schön Darmentzündungen und das Leaky-Gut-Syndrom heilen.

Jedes Bindemittel hat seine Vor- und Nachteile, nicht nur, was individuelle Verträglichkeit angeht, sondern auch das Bindungsspektrum, und manchmal muss man ein wenig ausprobieren.

Gegebenenfalls können auch Kaffee-Einläufe gemacht werden, wenn man es mag und sich damit auskennt.

UNTERSTÜTZUNG PHASE III

Wir können den Transport von Toxinen über die Galle in den Darm optimieren und auch dafür sorgen, dass Gifte gut aus den Zellen in die Matrix abgegeben werden, damit sie mit der Lymphe abtransportiert werden können.

Da unsere Nahrung immer weniger wertvolle Bitterstoffe enthält, kann es zur Unterstützung der Entgiftung sinnvoll sein, diese zuzuführen. Bitterstoffe sorgen unter anderem dafür, dass sich die Galle entleert und sämtliche Verdauungssäfte angeregt werden, was für die gesamte Phase III, aber auch für Phase IV gut ist. Zur Prävention reicht es aus, immer mal wieder, am besten täglich, Bitterkräuter und bittere Salate wie zum Beispiel Chicorée auf den Speiseplan zu setzen oder in einen Smoothie zu stecken. Wenn man aber therapeutisch gezielt die Phase III unterstützen möchte, ist es sinnvoll, die Bitterkräuter in Pulverform in warmem Wasser aufgelöst oder als Tinktur einzunehmen. Wenn man vorher ein Bindemittel eingenommen hat, sorgt man dafür, dass die Toxine nicht nur die Leber verlassen, sondern auch im Darm perfekt gebunden werden. Meist wird dadurch auch ein ausreichender Gallenfluss angeregt.

Eine Alternative stellt das Kraut Chance piedra dar – das Tausendgüldenkraut. Es regt den Gallenfluss ebenfalls an und kann sogar Gallensteine auflösen. Dies dauert aber sehr lange.

Eine weitere Optimierungsmöglichkeit stellt die Aminosäure Taurin dar, um die Versorgung für die Phase III (und auch II) sicherzustellen.

Auch die Matrix, die »Müllhalde« des Körpers, ist wichtig für die Entgiftungsphase III. Sie sollte nicht übersäuern. Unterstützt wird eine leistungsfähige Matrix durch folgende Maßnahmen:

- Basische Ernährung (»Therapiesäule 4: Die Ernährung« ab, Seite 189), pH-Selbstmessung des Urins wie beschrieben und gegebenenfalls die Einnahme eines Basenpulvers. Als Kur sechs Wochen bis drei Monate.

- Basenbäder, mindestens 30 Minuten im heißen Wasser. Tipp: Vorher mit simpler Kernseife die Haut gründlich waschen, damit der Säureschutzmantel geschwächt wird und man besser über die Haut entgiften und entsäuern kann.
- Genug trinken. Während einer Entgiftungskur sollte man drei Liter warmes Wasser pro Tag trinken (wenn nichts dagegenspricht, wie zum Beispiel eine Herzerkrankung).
- Sport und Schwitzen – das bringt das Lymphsystem zum Fließen.
- Infratorsauna. Das ist sicherlich eine der besten Entgiftungstherapien überhaupt. Diese Geräte sind sehr platzsparend und sehr effektiv, was die Entgiftung hauptsächlich von fettlöslichen Toxinen angeht. Hier kommen nur wenige andere Therapien mit (Umwelt-Apherese und Hypertherapiebehandlungen). Nur Schwermetalle können dadurch nicht so perfekt ohne zusätzliche Therapie entgiftet werden. Im Grund gehört solch eine Sauna mittlerweile in jeden Haushalt. Bindemittel vorher nehmen!
- Fasten oder intermittierendes Fasten (hier der Vollständigkeit halber erwähnt), wird erst bei gut eingestellter HPU empfohlen, um Schwächezustände zu vermeiden.

UNTERSTÜTZUNG DER PHASE II

Der Phase II sollte man bei der HPU immer besondere Beachtung schenken, da diese idealerweise schneller laufen muss als die Phase I. Hier gibt es zwei wichtige Aspekte. Zum einen sollten die Enzyme, die die toxischen Zwischenprodukte aus der Phase II an bestimmte Proteine binden, gut arbeiten und gebildet werden. Und zum anderen brauchen wir genügend Proteine, an die die Gifte gebunden werden können. Am wichtigsten ist hier das Glutathion, aber auch Taurin.

Man weiß, dass der Verzehr von bestimmten Nahrungsmitteln aufgrund ihrer sekundären Pflanzenstoffe die Anzahl der Phase-II-Enzyme vermehrt. Fast alle Kohlarten wie Brokkoli, Kresse, Radieschen, Kohlrabi, Rosenkohl enthalten unter anderem Glucosinolate, welche die Glutathiontransferasen direkt zur Vermehrung anregen. Ein bekannter Stoff ist Sulfarophan, ein spezielles Senföl. Man kann diese Pflanzenstoffe entweder mit der Nahrung zuführen oder auch als Nahrungsergänzungsmittel, ideal als Mischung.

Viele Polyphenole haben nicht nur eine entzündungshemmende, eine immunstimulierende und eine Wirkung zur Krebsvorbeugung, sondern sie steigern auch die Phase-II-Entgiftung. Ein Grund mehr, einmal täglich den »Regenbogen zu essen«. Polyphenole findet man reichlich in:

- Gewürzen wie Curcuma (Bioqualität)
- grünem Tee
- Beeren (auch tiefgefroren)

Alternativ kann man natürlich auch gerade bei Entgiftungskuren zu einem Nahrungsergänzungsmittel greifen, um die tägliche Zufuhr zu gewährleisten.

WERTVOLLE SPROSSEN

Die Sprossen der genannten Kohlsorten enthalten eine Fülle dieser Stoffe in konzentrierter Form. Daher sollte man wenigsten einmal täglich Sprossen zu sich nehmen. Sprossengläser und die Biosamen gibt es in Biomärkten und Reformhäusern, das Züchten geht schnell und einfach, und Sprossen schmecken sogar gut!

GLUTATHION ALS NAHRUNGSERGÄNZUNGSMITTEL

Unser wichtigstes Entgiftungseiweiß ist das Glutathion, das man unproblematisch als Ergänzung einnehmen kann. Meist kann man mit »richtigem« reduzierten Glutathion, besser noch in liposomaler Form, gute Wirkspiegel im Blut erreichen. Oft kann man lesen, dass man auch die günstigen Vorstufen vom Glutathion einnehmen kann – die Aminosäuren Glutamin, Cystein und Glycin, da diese günstiger sind. Es heißt, das Glutathion müsse ohnehin im Darm auseinander- und in der Zelle wieder zusammengebaut werden. Cystein sei der häufigste »Flaschenhals« bei der Glutathionherstellung im Körper, und man brauche nur das einzunehmen.

Dr. Karsten Ostermann: »Die Theorie mag stimmen, aber in der Praxis sehen wir höhere Spiegel im Blut, wenn man reduziertes Glutathion einnimmt, und noch bessere Spiegel, wenn es liposomal ist. Die einzelnen Aminosäuren können nämlich im Körper auch für andere Zwecke verbaut werden. Menschen mit genetischen Entgiftungsstörungen empfehle ich in der Regel, auf Dauer Cystein und Glutathion einzunehmen, und das in einer etwas höheren Dosierung. Bei diesen Menschen arbeiten nämlich ein oder mehrere Enzyme der Phase II nur sehr eingeschränkt, sodass die toxischen Zwischenprodukte schlechter an das Glutathion oder an die Aminosäuren gebunden werden. Dies kann man etwas ausgleichen, indem in der Zelle mehr Glutathion zur Verfügung steht.«

L-Cystein ist auch wichtig, damit die Zellen die wichtigen Metallothioneine herstellen können, die für die Entgiftung wichtig sind. In schwereren Fällen, wenn der Körper stark belastet ist und eventuell eine genetische Entgiftungsstörung vorliegt, sollte man das gesamte Glutathionsystem unterstützen und andere Ergänzungsmittel wie Alpha-Liponsäure, B-Vitamine vor allem aktive Folsäure, Vitamin C und Coenzym Q10 und Methylsulfonylmethan (MSM) zuführen.

Als Pulver kann man die Aminosäuren gut in Getränke einrühren. So muss man weniger Kapseln schlucken. Pulver ist in der Regel auch günstiger als Kapseln. Einziger Nachteil: Der Geschmack der schwefelhaltigen Aminosäuren ist nicht besonders angenehm. Anders bei Glycin, das süßlich schmeckt. Glycin hat eine herausragende Eigenschaft in der Entgiftung von Glyphosat, einem Unkrautvernichtungsmittel, was mittlerweile fast in jedem Menschen nachzuweisen ist. Aufgrund der ähnlichen chemischen Struktur kann die Aminosäure Glycin das giftige Glyphosat aus den Bindungsstellen verdrängen. So kann Glyphosat leichter ausgeschieden werden. In Kombination mit Huminsäuren kann Glyphosat im Darm gebunden werden.

Allein diese Kur aus Glycin und Huminsäure sollte jeder HPUler alle drei bis sechs Monate für sechs Wochen durchführen.

UNTERSTÜTZUNG DER PHASE I

Die Phase-I-Entgiftung wird bei HPUlern hauptsächlich durch die Einnahme der Basis-Therapeutika, allen voran durch das aktive Vitamin B_6, gefördert. Alkohol und Nikotin beschleunigen die Phase I. Das ist bei HPU-Patienten meist nicht gut, daher sollte während der gesamten Therapie idealerweise nicht geraucht und kein Alkohol getrunken werden. Alkohol und Tabakrauch belasten den Stoffwechsel außerdem mit Giftstoffen, die mühsam wieder ausgeschieden werden müssen.

Wurde eine genetisch erhöhte Phase-I-Aktivität festgestellt, sollte die Phase II immer voll gestärkt werden. Bestimmte sekundäre Pflanzenstoffe (Flavonoide) aus Grüntee und Quercetin fördern Phase I und II (anfangs sicherheitshalber weglassen). Andere Flavonoide aus der Grapefruit, Schwarztee oder Soja können die Phase I hemmen. Da das kontraproduktiv wäre, sollte man auf diese Stoffe während einer Entgiftungskur verzichten.

VORSCHLAG FÜR EINE EINFACHE ALLGEMEINE ENTGIFTUNGSKUR

Es gibt verschieden Arten und Wege, eine Entgiftungskur durchzuführen. Um eine solche Kur möglichst unkompliziert und alltagstauglich zu gestalten, haben wir den folgenden Plan konzipiert. Dieses Programm sollte für drei Wochen durchgeführt werden, gefolgt von einer 14-tägigen Pause, um danach wieder drei Wochen dem Plan zu folgen. In diesem Wechsel solltest du die Kur für insgesamt sechs Monate durchführen. Gegebenenfalls müssen die Bindemittel in der Pause fortgeführt werden.

NACH DEM AUFSTEHEN

- 1 Glas (200 Milliliter) warmes Wasser
- Bitterkräuter (Hildegard-Kräuter) als Pulver ins Wasser oder als Tropfen zum Anregen der Galle

- 1 Esslöffel Trinkmoor in etwas Wasser, gegebenenfalls auch Algen oder niedermolekulare Apfelpektine

VOR, MIT ODER AUCH NACH DEM FRÜHSTÜCK

- 1 Glas Gemüsesaft (gegebenenfalls Glycin-Pulver in den Saft geben)
- 500 Milligramm (mg) Vitamin C als Ester C
- 200 Milligramm reduziertes Glutathion (eventuell liposomal)
- 200 Milligramm N-Acetylcystein
- 100 bis 200 Milligramm Alpha-Liponsäure
- 250 Milligramm Glycin
- gegebenenfalls zusätzlich HPU-Morgenmedikation

AM VORMITTAG

- 1 Liter Detox-Tee 1 (Rezept unten)
- 100 Mikrogramm (µg) Selen (ideal als Selenhefe)

VOR, MIT ODER NACH DEM MITTAGESSEN

- 1 Glas Gemüsesaft (gegebenenfalls Glycin-Pulver in den Saft geben)
- 500 Milligramm Vitamin C als Ester-C
- 200 Milligramm reduziertes Glutathion (eventuell liposomal)
- 200 Milligramm N-Acetylcystein
- 100 bis 200 Milligramm Alpha-Liponsäure
- 250 Milligramm Glycin
- 1 Kapsel Vitamin E gemischt (alle acht) Toxopherole sowie Tocotrienole
- gegebenenfalls zusätzlich HPU-Medikation (Multivitamin, B-Komplex mit aktiven B-Vitaminen)

NACHMITTAGS

- 1 Liter Detox-Tee 1 (Rezept siehe unten)
- 100 Mikrogramm Selen

VOR DEM ABENDESSEN

- 1 Glas Gemüsesaft
- 500 Milligramm Vitamin C
- 1 Kapsel L-Carnitin

ZUM ODER NACH DEM ABENDESSEN

- 2 g Omega-3-Fettsäuren (EPA oder DHA)
- HPU-Abendmedikation (zum Beispiel Zink)
- 250 Milligramm Taurin
- 1 Kapsel Brokkoli-Extrakt (Sulforaphan)
- 1 Kapsel Mariendisteltrockenextrakt (Leber und Galle)

VOR DEM SCHLAFENGEHEN

- 1 Glas warmes Wasser mit 250 Milligramm Glycin
- Bitterkräuter (Hildegard-Kräuter) als Pulver ins Wasser oder als Tropfen zum Anregen der Galle
- 1 Esslöffel Trinkmoor in etwas Wasser
- gegebenenfalls 2 Milligramm Melatonin flüssig (wirkt als Antioxidans im zentralen Nervensystem), auf die Zunge träufeln

REZEPTE FÜR LEBER-, NIEREN-, DETOX-, BASENTEES

Diese Tees können im Wechsel getrunken werden. Zu gleichen Teilen zum Beispiel 20 g von jedem Kraut in der Apotheke zusammenstellen lassen. Dann ein Teelöffel pro Tasse der Mischung mit kochendem Wasser übergießen und etwa zehn Minuten abgedeckt ziehen lassen. Der Detox-Tee 1 ist ein schöner Familientee, den auch Kinder gerne mögen. Er stärkt als Nebeneffekt zudem das Immunsystem.

Detox-Tee 1

- Löwenzahnwurzel mit Kraut
- Zistrosenkraut
- Schachtelhalmkraut
- Holunderblüten
- Brennnesselblätter
- Salbeiblätter

Detox-Tee 2

- Löwenzahnwurzel mit Kraut
- Schachtelhalmkraut
- Brennnesselblätter
- Lindenblüten
- Klettenwurzel

Detox-Tee 3

- Löwenzahnwurzel mit Kraut
- Schafgarbenkraut
- Birkenblätter
- Fenchelsamen
- Süßholzwurzel
- Salbeiblätter

THERAPIESÄULE 4: DIE ERNÄHRUNG

HPU ist eine Stoffwechselstörung mit zahlreichen unterschiedlichen Ausprägungen. Daher gibt es auch nicht die eine Ernährungsweise, die für alle HPUler gleichermaßen vorteilhaft ist. Während manche Betroffene sehr empfindlich auf fructose- und histaminhaltige Lebensmittel oder Eier reagieren, können andere diese Stoffe beziehungsweise Lebensmittel beschwerdefrei essen. Dennoch gibt es einige Ernährungsgewohnheiten, die allen HPUlern guttun.

MAHLZEITEN AUS FRISCHEN UNVERARBEITETEN ZUTATEN

Für die Herstellung konventionell erzeugter Lebensmittel sind mehr als 300 Zusatzstoffe zugelassen. Doch Lebensmittelzusatzstoffe helfen in erster Linie nicht dem Konsumenten, sie machen der Lebensmittelindustrie das Leben leichter. So lassen Farbstoffe Süßigkeiten ansprechend bunt aussehen, Konservierungsstoffe verlängern die Haltbarkeit, Aromen und Geschmacksverstärker intensivieren den Geschmack ...

Doch all diese Stoffe braucht unser Körper nicht und muss sie wieder loswerden. Bei einigen Stoffen wurden bereits bedenkliche Auswirkungen auf die Gesundheit festgestellt. Ein prominenter Vertreter der bedenklichen Zusatzstoffe ist der weiße Farbstoff Titandioxid (E 171). Sein einziger Zweck in Nahrungsmitteln ist es, sie besser aussehen zu lassen. Studien an Ratten zeigten, dass Titandioxid Darmentzündungen fördern und möglicherweise auch Krebs auslösen kann. Frankreich hat den Farbstoff daher bereits in Lebensmitteln verboten.

Menschen mit einem geschwächten Entgiftungssystem (und das sind die HPUler) sollten im Alltag auf verarbeitete Lebensmittel verzichten und ihre Mahlzeiten aus frischen Zutaten zubereiten. Das dauert zugegebenermaßen etwas länger als eine Fertigmahlzeit, entlastet den HPU-gebeutelten Stoffwechsel aber langfristig sehr effektiv, was wiederum zu mehr Wohlbefinden führt. Und das ist ja das Ziel der HPU-Therapie.

WENN'S SCHNELL GEHEN MUSS

Wenn dir einmal wirklich die Zeit für die frische Zubereitung fehlt, dann greife im Notfall zu einem Fertigprodukt in Bioqualität. Hier sind weit weniger Zusatzstoffe zugelassen, und die Rohprodukte haben oft eine bessere Qualität als Nicht-Bioprodukte.

HOCHWERTIGE LEBENSMITTEL

HPU geht mit einem großen Verlust an Mikronährstoffen einher, deren Bedarf über die Nahrung allein nicht gedeckt werden kann. Dennoch sollte ein Großteil der Mikronährstoffe aus hochwertigen Nahrungsquellen stammen. Dazu gehören in erster Linie biologisch erzeugte Lebensmittel, da diese in der Regel weniger mit Pflanzenschutzmitteln und anderen Toxinen belastet sind als konventionell erzeugte Produkte. Auch der Nährstoffgehalt ist in Bioprodukten in der Regel höher.

Biologisch erzeugte Lebensmittel sind meist teurer als konventionell hergestellte. Wer aus Kostengründen nicht alle Lebensmittel in Bioqualität kaufen kann oder möchte, sollte bei folgenden Produkten die biologisch erzeugte Variante vorziehen, weil konventionell erzeugte Lebensmittel dieser Art häufiger als andere mit Pestiziden oder anderen toxischen Stoffen belastet sind:

GEMÜSE

- Grüne Bohnen
- Grünkohl
- Gurken
- Kartoffeln
- Kürbis
- Paprika
- Salate
- Sellerie
- Spinat
- Tomaten

OBST

- Äpfel
- Birnen
- Blaubeeren
- Erdbeeren
- Kirschen
- Nektarinen
- Pfirsiche
- Trauben

ANDERE LEBENSMITTEL

- Fleisch und Fisch
- Milchprodukte
- Reis (Reis kann auch in Bioqualität viel Arsen enthalten, daher vor der Zubereitung sehr gründlich mit heißem Wasser waschen)

Mit den Suchbegriffen »Dirty Dozen Deutschland« beziehungsweise dem Namen des Landes, in dem du lebst, findest du Listen der am häufigsten belasteten Lebensmittel in deinem Land. Zumindest diese solltest du in Zukunft in Bioqualität einkaufen. Auch auf der Webseite der Environmental Working Group (www.ewg.org) kann man nachlesen, welche Gemüse aus nicht biologischem Anbau aktuell weniger belastet sind.

Fleisch von Tieren aus Weidehaltung

Fleisch von biologisch ernährten Rindern aus Weidehaltung enthält nicht nur weniger Toxine, sondern auch ein günstigeres Verhältnis von Omega-3- und -6-Fettsäuren als Fleisch von Tieren aus konventioneller Haltung. Dieses Verhältnis ist besonders wichtig bei der Regulation von Entzündungsreaktionen im Körper, die häufig bei einem Leaky Gut auftreten können.

Fisch

Meeresfisch gilt wegen seines hohen Anteils an mehrfach ungesättigten Fettsäuren und seinen Vitaminen, Mineralstoffen und Spurenelementen – vor allem Jod – als wertvolles Lebensmittel. Allerdings häufen sich die Berichte über Biozide, Schwermetalle und andere Industriegifte in Seefisch. Daher raten wir zu einem mäßigen Verzehr von Seefisch. Süßwasserzuchtfisch in Bioqualität ist oft weniger belastet als Seefisch.

ICH ERNÄHRE MICH VEGETARISCH. IST DAS SCHÄDLICH BEI HPU?

Fleisch (und Fisch, Achtung: oft schwermetallbelastet) sind wichtige Zinklieferanten. Vegetarier sollten in besonderem Maße auf den Verzehr von zinkhaltigen Lebensmitteln achten. Viel Zink steckt in Linsen, Erbsen, Karotten, Weizenkleie, Nüssen, Mais, Eiern und Beeren.

EIWEISSAUFNAHME BEI HPU

Viele unbehandelte HPUler können Eiweiß schlecht verdauen und verzehren daher automatisch weniger davon. Um einen so entstehenden Proteinmangel auszugleichen, können Eiweißpulver als Nahrungsergänzung hilfreich sein. Denn Aminosäuren sind wichtige Bausteine für Enzyme und andere Proteine.

KOHLENHYDRATE REDUZIEREN

Kohlenhydrate nehmen wir über Lebensmittel wie Getreide, Kartoffeln, Hülsenfrüchte, Obst und Gemüse sowie Haushaltszucker und Süßwaren auf. HPUler sollten aufgrund ihres schwankenden Blutzuckerspiegels besonders auf die Art ihrer verzehrten Kohlenhydrate achten.

HPU-Entdecker Dr. John Kamsteeg beschreibt, dass 78 Prozent der Teilnehmer in Fragebögen des Forschungsinstituts KEAC angaben, zwischen den Mahlzeiten Heißhunger zu verspüren. 70 Prozent der HPUler berichteten von Übelkeit, Zittern und Schwindel bei Hunger. Gründe dafür sind die schlechte Verwertbarkeit von Fructose (durch Zinkmangel) und Probleme bei der Aktivierung und Deaktivierung von Insulin (durch Vitamin B_6-Mangel). Zum Aktivieren und Deaktivieren von Insulin in der Leber benötigt der Körper außerdem Glutathion. Um Glutathion aus den drei Aminosäuren Glutaminsäure, Cystein und Glycin aufzubauen, benötigt der Stoffwechsel je zwei Moleküle Pyridoxal-5-Phosphat (P5P, die aktive Form von Vitamin B_6). Ständig schwankende Blutzuckerspiegel durch schnell verwertbare Kohlenhydrate wie Weißmehlprodukte oder Süßigkeiten verbrauchen große Mengen an B-Vitaminen (zur Aktivierung von Vitamin B_6 braucht es Vitamin B_2), was den HPU-Stoffwechsel zusätzlich schwächt.

HPUler sollten daher Kohlenhydrate reduzieren und auf komplexe Kohlenhydrate achten. Das sind solche, die den Blutzuckerspiegel nur langsam ansteigen lassen (wie zum Beispiel Vollkornprodukte). Eine derartige Ernährungsform ist beispielsweise die Logi-Ernährung. Kochbücher findet man unter dem entsprechenden Stichwort.

Einfache Kohlenhydrate

Diese sind zum Beispiel enthalten in Industriezucker, Weißmehlprodukten, Süßigkeiten, Limonaden und anderen Süßgetränken. Man bezeichnet sie auch als leere Kohlenhydrate, weil sie außer ihrem angenehmen, süßen Geschmack keinen besonderen Vorteil für den Körper haben. Im Gegensatz zu komplexen Kohlenhydraten werden sie sofort ins Blut aufgenommen und liefern somit schnell verfügbare Energie. Was passiert? Der Blutzuckerspiegel steigt rasch an – aber genauso schnell sinkt er auch wieder. Das führt dazu, dass du müde wirst und eventuell auch Heißhunger verspürst.

Komplexe Kohlenhydrate

Komplexe Kohlenhydrate hingegen sind für den Körper wesentlich vorteilhafter, denn sie werden langsamer aufgenommen als einfache Kohlenhydrate. In der Folge steigt auch der Blutzuckerspiegel langsamer an. Du bleibst länger satt und hast weniger Heißhungerattacken. Komplexe Kohlenhydrate sind beispielsweise enthalten in Vollkornprodukten, Reis, Mais, Hirse, Kartoffeln, Obst, Linsen, Bohnen, Erbsen, Quinoa, Amaranth oder Buchweizen. Sie alle enthalten neben B-Vitaminen, Folsäure, Magnesium, Kalzium, Eisen und Eiweiß auch Ballaststoffe. Der Vorteil von Ballaststoffen ist, dass sie nicht verdaut werden, wodurch die Sättigung länger anhält. Ballaststoffe fördern außerdem eine gesunde Darmflora.

Gluten oder zumindest Weizen meiden

Gluten, das Klebereiweiß aus Getreide, gilt als Mitverursacher und Treiber von Autoimmunerkrankungen. Wenn du neben der HPU auch unter einer Autoimmunerkrankung wie zum Beispiel Hashimoto-Thyreoiditis leidest, raten wir dir, komplett auf glutenhaltige Getreide zu verzichten. Für HPUler ohne Autoimmunerkrankung kann der Austausch von Weizen durch Dinkel ausreichen.

VORSICHT BEI ERSATZPRODUKTEN

Glutenfreie Ersatzprodukte, die immer öfter in Supermärkten angeboten werden, enthalten oft eine Vielzahl an Zusatzstoffen. Damit kommt der HPUler vom Regen in die Traufe. Ersetze daher Getreideprodukte besser durch Reis (gut waschen vor dem Kochen, um den Arsengehalt zu minimieren), Kartoffeln oder Pseudogetreide wie Hirse, Buchweizen, Quinoa oder Amaranth.

Warum ist nun Dinkel oft besser verträglich als Weizen?

Im Dinkel gibt es kein Omega-Gliadin. Damit fällt der Hauptauslöser für Unverträglichkeiten weg. Außerdem sind auch die Gamma-Gliadine im Dinkel anders aufgebaut als jene im Weizen. Weizen enthält mehr Gluteline als Dinkel. Dies ist eine Folge der Weizenzucht mit dem Ziel, den Weizen besser verarbeitbar für die Industrie zu machen. Ein hoher Glutelingehalt macht einen Teig nämlich formstabiler. Im Dinkel hingegen sind mehr Prolamine enthalten als im Weizen.

Das unterschiedliche Glutelin- zu Prolamin-Verhältnis ist ein weiterer Faktor, der das Dinkelgluten vom Weizengluten unterscheidet und für die bessere Verträglichkeit von Dinkel verantwortlich sein kann.

Ob Dinkel vertragen wird, ist individuell unterschiedlich. Da eine komplett glutenfreie Ernährung vielen HPUlern schwerfällt, kann Dinkel eine gute Alternative darstellen. Die Erfahrung zeigt: Im Laufe der HPU-Therapie kann sich die Menge des verträglichen Glutens durchaus auch wieder erhöhen.

Gluten

Gluten bezeichnet kein einzelnes Protein, sondern eine Proteinmischung. Jede Getreideart weist eine ganz spezielle Proteinmischung in ihrem Gluten auf. Bei jedem Getreide besteht Gluten immer aus zwei Proteingruppen, den sogenannten Prolaminen und den Glutelinen. Soweit zu den groben Gemeinsamkeiten. Die Details machen nun den feinen Unterschied.

Die Prolamine und Gluteline in den verschiedenen Getreidearten unterscheiden sich in ihrer Struktur voneinander. Daher haben sie auch bei jeder Getreideart einen anderen Namen: Die Gluteline des Weizens heißen Glutenin, die Prolamine Gliadin. Da es mehrere verschiedene Gliadine im Weizen gibt, werden diese als Alpha-, Beta-, Gamma- und Omega-Gliadin bezeichnet. Und jetzt wird es noch ein kleines bisschen komplizierter: Auch diese Gruppen weisen Untergruppen auf. Untersuchungen haben gezeigt, dass der menschliche Körper gar nicht auf das gesamte Gluten im Weizen reagiert, sondern dass Omega-5-Gliadin der Hauptauslöser für Unverträglichkeitsreaktionen ist.

KUHMILCHPRODUKTE ERSETZEN

Viele HPUler, vor allem die mit Autoimmunerkrankungen, vertragen das Milcheiweiß Casein nicht gut. Casein steht – wie Gluten – im Verdacht, Autoimmunerkrankungen anzuheizen. Die meisten HPUler profitieren daher von einer kuhmilchfreien Ernährung. Manchen bekommen Lebensmittel aus Schaf- oder Ziegenmilch (diese Milch beinhaltet andere, weniger immuntriggernde Proteine als Kuhmilch). Den meisten Betroffenen bekommt ein Kuhmilchersatz durch Mandel-, Hafer- oder Erbsenproteinmilch gut.

SOJA

HPUler mit Schilddrüsenproblemen sollten Soja nur in Maßen konsumieren. Der Grund dafür: Soja ist reich an Isoflavenen. Sie können die Bindung des Schilddrüsenhormons T4 an bestimmte Proteine verhindern. In der Folge wird mehr T4 ausgeschieden. Isoflavene behindern auch die Umwandlung von T4 in T3, indem sie die 5´-Dejodinase hemmen. Soja kann durch seine schilddrüsenhemmende Wirkung die chronische Schilddrüsenentzündung Hashimoto-Thyreoiditis fördern.

ALKOHOL UND KOFFEIN

Alkohol ist ein Gift, das über die Leber unschädlich gemacht werden muss. Da das Entgiftungssystem bei HPUlern ohnehin oft überlastet ist, solltest du auf Alkohol komplett verzichten. Die meisten HPUler vertragen Alkohol ohnehin schlecht.

Koffein wird von manchen Betroffenen vertragen, andere reagieren sehr empfindlich darauf. Gerade diejenigen, die unter Erschöpfung leiden, greifen gern zu Kaffee, um in Schwung zu kommen. Doch das kann die Erschöpfung sogar noch verstärken:

- Koffein wird durch den Darm aufgenommen, insbesondere über den Dünndarm. Von dort gelangt es über die Blutbahn in die Leber, wo es verstoffwechselt wird und in kleine Verbindungen aufgeteilt wird, die sich auf verschiedene Organe auswirken. So erhöht Koffein zum Beispiel die Peristaltik im Darm, also die Geschwindigkeit, mit der die Nahrung durch deinen Darm transportiert wird.

- Koffein regt die Nebennieren dazu an, das Stresshormon Cortisol zu produzieren. Das erhöht den Insulinspiegel, denn der Körper möchte kurzzeitig Energie für die Stresssituation zur Verfügung stellen.
- Koffein erhöht darüber hinaus den Noradrenalinspiegel – ein das Nervensystem stimulierendes Hormon – und reduziert den beruhigend wirkenden Neurotransmitter Serotonin.
- Die Produktion des Stresshormons Norepinephrin wird ebenfalls durch Koffein angeregt. Norepinephrin wirkt direkt auf das Gehirn und das Nervensystem. Epinephrin und Norepinephrin sind verantwortlich für die Steigerung der Herzfrequenz und des Blutdrucks sowie für das Gefühl, sich in einer Notfallsituation zu befinden.
- Koffein blockiert den Neurotransmitter Adenosin, der das Gehirn beruhigt und dich müde macht.

Das Gefühl, dass Koffein Energie liefert, stimmt also nicht. Koffein gaukelt dem Organismus chemisch eine Gefahrensituation vor, wozu der Körper durch die ausgeschütteten Stresshormone und den angestiegenen Blutzuckerspiegel kurzzeitig Energiereserven mobilisiert. Das kann die bei HPUlern ohnehin oft geschwächten Nebennieren zusätzlich auslaugen. Wir raten daher vorher allem erschöpften Betroffenen vom regelmäßigen Kaffeekonsum dringend ab.

PERSÖNLICHE UNVERTRÄGLICHKEITEN BERÜCKSICHTIGEN

Welche Nahrungsmittel du als HPUler verträgst, ist individuell ganz unterschiedlich. Bis zur Stabilisierung des Verdauungssystems können Unverträglichkeitstests hier sehr hilfreich sein, um den Stoffwechsel zu entlasten.

HPUler mit einer Histamin- oder auch Fructoseintoleranz sollten eine entsprechende Diät einhalten, bis sich die Unverträglichkeiten gebessert haben – bei einer erblich bedingten Intoleranz lebenslang. Entsprechende Diätpläne sind unkompliziert im Internet zu finden.

DIE ERNÄHRUNG BEI HPU AUF EINEN BLICK

Die meisten HPUler profitieren von einer Ernährung ohne:

- Weizen (stattdessen Dinkel oder glutenfrei)
- Kuhmilchprodukte (stattdessen Ziegen- und Schafsmilchprodukte beziehungsweise pflanzliche Alternativen)
- Fertigprodukte
- Eier
- große Mengen an einfachen Kohlenhydraten (dazu zählt auch Zucker)
- Alkohol
- Kaffee beziehungsweise Koffein (auch in Energydrinks)

Die Lebensmittel sollten möglichst aus biologischem Anbau (toxin- und pestizidarm, nährstoffreich) stammen und frisch zubereitet (geringer Histamingehalt) sein. Aufgrund der darmschädigenden Wirkung vieler Zusatzstoffe sollten HPUler auf Fertiggerichte jeglicher Art grundsätzlich verzichten. Als positiv hat sich eine kohlenhydratarme, an individuelle Unverträglichkeiten angepasste Ernährung erwiesen. Alkohol und Koffein sind bei HPU nicht ratsam.

Erfahrungsgemäß profitieren HPUler mit starken Unverträglichkeiten und Verdauungsbeschwerden am meisten durch Weglassen von Getreide, Milch, Eiern und Nüssen für sechs Wochen, um das Verdauungssystem zu entlasten. Danach können einzelne Lebensmittel nach und nach wieder eingeführt werden. Ein Symptomtagebuch hilft in dieser Zeit sehr gut, Unverträglichkeiten aufzuspüren. Denn nicht immer zeigen sich die Unverträglichkeitssymptome direkt nach dem Verzehr des betreffenden Lebensmittels. Manche Reaktionen treten zeitversetzt über mehrere Stunden oder Tage auf.

SÄUREN UND BASEN IM BLICK BEHALTEN

Im menschlichen Organismus entstehen Säuren im Energiestoffwechsel, wenn unser Körper die zugeführte Nahrung zu anderen Stoffen umbaut, die unser Organismus benötigt. Wie unter »Therapiesäule 3: Die Entgiftung« ab Seite 174 beschrieben, lassen sich im basischen Milieu gut saure Giftstoffe ausscheiden und umgekehrt. Viele Enzyme arbeiten optimal im neutralen pH-Bereich. Das Problem: Unsere westliche Ernährungsweise lässt uns jedoch häufig übersäuern.

WIE SAUER BIST DU?

Ganz grob kann man sagen, dass Obst und Gemüse im Körper zu Basen umgewandelt werden, Getreide- und Milchprodukte sowie Fleisch und Fisch zu Säuren. Eine ausgeglichene, basische Ernährung sollte aus etwa 20 Prozent säurebildenden und 80 Prozent basischen Lebensmitteln bestehen.

Ob du übersäuert bist, kannst du ganz leicht zu Hause feststellen. Besorge dir in der Apotheke pH-Testpapier für den pH-Bereich zwischen pH 5 und pH 9. Miss nun einfach an mehreren aufeinanderfolgenden Tagen den pH-Wert deines Urins zu bestimmten Zeitpunkten von morgens bis abends. Im Idealfall ergibt sich aus den Messwerten eine Kurve, die wie ein großes »M« aussieht (siehe Abbildung auf Seite 87). Dass die Urin-pH-Werte im Tagesverlauf schwanken, ist völlig normal. Liegen jedoch nahezu alle im Tagesverlauf gemessenen pH-Werte im sauren Bereich, ist dein Körper vermutlich übersäuert. Dann solltest du mehr basische Lebensmittel in deine Ernährung integrieren.

Nehmen wir zu viele säurebildende Nahrungsmittel zu uns, können diese Säuren von den Basen nicht mehr neutralisiert werden. Andauernder Stress, Bewegungsmangel, Alkohol, Nikotin, Diäten und Ausdauersport können eine Übersäuerung des Körpers zudem begünstigen.

Zur Aufrechterhaltung eines ausgeglichenen Säure-Basen-Haushalts benötigt der Körper Puffersubstanzen. Und für deren Bildung ist unter anderem Zink nötig, das dem HPUler häufig nicht in ausreichender Menge zur Verfügung steht.

Basische Lebensmittel	Saure Lebensmittel
Obst	Fleisch und Wurstprodukte
Gemüse	Fisch
Kartoffeln	Brot
Kräuter	Getreide
Samen	Nudeln
Sprossen	Milchprodukte
Pilze	–

Basische Ausgleichspräparte sollte man nur wohldosiert einsetzen, da der Urin zur physiologischen Ausscheidung bestimmter Stoffe auch saure Phasen benötigt. Viele dieser Produkte basieren zudem auf Citraten, die von HPUlern mit Histaminintoleranz (HIT) nicht gut vertragen werden. Ein für HITler verträgliches Produkt auf Basis von Carbonaten bietet die Firma Pascoe an.

ERNÄHRUNG FÜR HPULER MIT HASHIMOTO-THYREOIDITIS UND ANDEREN AUTOIMMUNERKRANKUNGEN

Alle Autoimmunerkrankungen beruhen auf chronischen Entzündungsreaktionen, die eine dauerhafte überschießende Aktivierung des Immunsystems nach sich ziehen. Das heißt, das Immunsystem bekämpft fälschlicherweise körpereigene Strukturen – wie beispielsweise die Schilddrüse bei Hashimoto-Thyreoiditis oder die Isolierschicht der Nervenbahnen bei Multipler Sklerose.

HPUler mit einer Autoimmunerkrankung sollten besonders auf ihre Ernährung achten. Denn bestimmte Nahrungsmittel können die entzündlichen Prozesse einer Autoimmunerkrankung weiter befeuern. Dazu gehören unter anderem die Lektine.

Lektine kommen hauptsächlich in pflanzlichen Nahrungsmitteln vor. Sie dienen dazu, die Pflanze vor Fressfeinden zu schützen. Das gelingt, indem Lektine den Fressfeind lähmen, schädigen oder gar töten. Uns Menschen töten Lektine zwar nicht, aber sie können vor allem bei Menschen mit Autoimmunerkrankungen großen Schaden anrichten, indem sie die Darmwand schädigen und ins Körperinnere gelangen können. Dort (über)reagiert dann das Immunsystem auf sie und befeuert die Autoimmunerkrankung.

Chemisch betrachtet sind Lektine komplexe Proteine, die sich mit Kohlenhydraten verbinden können. Auf diese Weise können Lektine mit Zellwänden und Rezeptoren interagieren. Große Mengen an Lektinen kommen in Getreide (zum Beispiel Weizen, Dinkel, Gerste, Roggen), Pseudogetreiden (zum Beispiel Amaranth, Quinoa), Hülsenfrüchten (zum Beispiel Linsen, Kichererbsen, Bohnen) und Nachtschattengewächsen (Kartoffeln, Tomaten, Paprika, Auberginen und so weiter) vor.

Da eine lektinarme Ernährung ziemlich viel Disziplin erfordert und die Auswahl an verzehrbaren Nahrungsmitteln stark einschränkt, lohnt es sich zuvor zu testen, ob ein chronisches Entzündungsgeschehen im Körper vorliegt. Folgende Laborparameter können einen Hinweis darauf geben (bitte deinen Arzt darum, sie zu messen):

- Interleukin-6 (IL-6)
- IL-4
- Tumornekrosefaktor alpha (TNF-α)
- hochsensitives C-reaktives Protein (CRP)
- Interferon-gamma (IFN-γ)
- Adiponektin
- Interferon-gamma induced Protein 10 (IP-10)

Vor allem erhöhte INF-γ- und IP-10-Werte deuten auf eine chronische Aktivierung der T-Zellen, also ein überschießendes Immunsystem hin. Ein Lymphozytentransformationstest (LTT) kann zusätzliche Klarheit schaffen, auf welche Nahrungsmittel das Immunsystem reagiert. Diesen Test bietet das Institut für medizinische Diagnostik (IMD) in Berlin an.

> **DURCHHALTEN ZAHLT SICH AUS**
>
> Bei einer lektinarmen Diät stellen sich nur dann Erfolge ein, wenn die Diät zumindest für einige Zeit streng eingehalten wird. Wer sechs Tage in der Woche auf Gluten verzichtet und am siebten Tag zwei Brötchen und einen Teller Weizenpasta verdrückt, wird keine Verbesserung seines Zustands erreichen und die Nahrungsumstellung nicht lange durchhalten.

Wenn du dich ausführlicher mit dem Thema »lektinarme Ernährung bei Autoimmunerkrankungen« beschäftigen möchtest, empfehlen wir dir den Ratgeber von Dr. Simone Koch (Details im Anhang).

ERNÄHRUNG BEI FRUCTOSEUNVERTRÄGLICHKEIT

Eine Fructoseintoleranz kannst du über einen Atemgastest feststellen. Wenn du unter einer Fructoseintoleranz leidest, solltest du dich zunächst fructosearm ernähren, um deine Symptome zum Abklingen zu bringen. Durch die Mikronährstofftherapie erhöht sich die verträgliche Fructosemenge im Laufe der Zeit bei den meisten HPUlern.

Fructosearme Lebensmittel

- Gemüsesorten mit einem Fructosegehalt unter 800 mg/100 g:
  - Chicorée
  - Chinakohl
  - Eisbergsalat
  - Endivien
  - Feldsalat
  - Gurke
  - Kopfsalat
  - Mangold
  - Pastinake
  - Radicchio
  - Radieschen
  - Rettich
  - Rote Bete
  - Schwarzwurzel
  - Sellerie
  - Spinat
  - Zucchini
  - Zuckermais

- Kartoffeln
- Reis
- Getreideprodukte (Achtung: für viele HPUler grundsätzlich nicht gut verträglich)
- Milch- und Milchprodukte wie Käse, Sahne, Quark oder Joghurt ohne Früchtezusatz (Achtung: für viele HPUler grundsätzlich nicht gut verträglich)
- Fleisch, Geflügel, Fisch und Eier in jeglicher Form
- Butter oder Öl
- Wasser, Kaffee und Tee (Schwarz-, Grün- und Kräutertee)

Ungeeignete Lebensmittel

- alle Obstarten außer Rhabarber, Beeren, Melonen, Papaya, Avocado und Banane
- Trockenfrüchte wie zum Beispiel Rosinen und Feigen, Fruchtsäfte
- alle Produkte aus Obst: Konfitüre, Obstkompott, Rote Grütze
- Gemüsearten mit einem Fructosegehalt über 800 mg/100 g:
    - Artischocken
    - Auberginen
    - Kürbis
    - Lauchzwiebeln
    - Möhren
    - Paprika
    - Rotkohl
    - Weißkohl
- Sojaprodukte
- Milchprodukte mit Früchtezusatz (Achtung: für viele HPUler grundsätzlich nicht gut verträglich)
- Honig
- Haushaltszucker
- alle süßen Lebensmittel, Diät- und Diabetikerprodukte (auch kalorienarme Bonbons und Kaugummis)
- Früchtetee, Softdrinks, Wein, Sekt

Alternaiven zum Süßen sind: Traubenzucker, Reissirup, Getreidezucker und Erythrit. Im Netz findest du umfangreiche Listen zum Fructose- und Sorbitgehalt von Lebensmitteln.

OBST ZUM NACHTISCH

Vielen Betroffenen hilft es, Früchte nach einer Mahlzeit zu verzehren, denn zuvor zugeführte Glukose verbessert die Verträglichkeit von Fructose.

ERNÄHRUNG BEI HISTAMINPROBLEMEN

Wie wir im Kapitel »Histaminintoleranz bei HPU« ab Seite 147 bereits beschrieben haben, ist eine histaminarme Ernährungsweise zu Beginn der Therapie durchaus eine sinnvolle Maßnahme (sofern du von einer Histaminintoleranz betroffen bist), um das System zu entlasten und die histaminbedingten, unangenehmen Symptome zu verringern. Langfristiges Ziel sollte jedoch sein, das körpereigene System des Histaminabbaus so zu optimieren, dass eine histaminarme Diät nicht dauerhaft notwendig ist.

Alle Lebensmittel außer reinem Wasser, reinem Pflanzenöl, raffiniertem Salz und raffiniertem Zucker enthalten Histamin. Wer unter einer Histaminintoleranz leidet, sollte zumindest in der Anfangsphase der HPU-Therapie folgende Lebensmittel vermeiden, da sie selbst größere Mengen an Histamin enthalten (Liste nicht vollständig):

- Alkohol (vor allem Rotwein und Sekt)
- lang gereifter Käse
- Salami
- Schweinefleisch
- geräucherter Fisch
- Spinat
- lang gelagerte Nüsse
- Tomaten
- Ketchup
- Essig
- Glutamat (Geschmacksverstärker in Fertigkost)
- Sojasoße
- Hefeextrakt

Diese Lebensmittel sind Histaminliberatoren (Freimacher). Sie können die körpereigenen Mastzellen zur Ausschüttung von Histamin stimulieren (Liste nicht vollständig):

- Tomaten
- Avocados
- Ananas
- Erdbeeren
- Kakao
- Pfeffer
- Meeresfrüchte
- Lammfleisch

MIT WASSER VERDÜNNEN

Histamin ist wasserlöslich. Dank dieser Eigenschaft lässt sich eine Ernährungssünde kurzfristig mit ausreichend Wasser abmildern.

VERÄNDERN UND DURCHHALTEN

Oft äußern HPUler: »Was darf ich denn überhaupt noch essen?« Unsere Antwort: »Viel, aber eventuell bisher Ungewohntes!« Den meisten HPUlern fällt ein Verzicht auf Weizen am schwersten. Das liegt sicherlich auch darin begründet, dass Weizen kulturell in unserer europäischen Ernährung seit vielen Jahren tief verankert ist. Nicht umsonst gelten die Deutschen weltweit als Nation der Brotesser. An jeder Ecke können wir uns in der Bäckerei einen Snack auf Weizenbasis kaufen. In Asien ist das anders.

Wer jahre- oder gar jahrzehntelang den Tag mit Brot oder Brötchen begonnen hat, der weiß zunächst nicht, was er nun frühstücken soll. Erfahrungsgemäß gelingt die Umstellung der Ernährung am besten, wenn HPUler folgende Tipps befolgen:

Gute Vorbereitung

Bereite dich zunächst gut vor und beginne dann erst mit der Umstellung deiner Ernährung. Das bedeutet: Plane deine Mahlzeiten vor, kaufe entsprechende Zutaten (möglichst unverarbeitete) ein und verändere dann deine Essgewohnheiten. Wer außer einer Marmelade nichts im Kühlschrank hat, kann morgens nur schwer auf den gewohnten Marmeladentoast verzichten.

Für die meisten Menschen gehört zum Frühstück Brot. Aber warum nicht mal anders denken und morgens eine Mahlzeit zu sich nehmen, die »normalerweise« als Mittags- oder Abendessen gilt? Seit der HPU-Diagnose frühstücke ich zum Beispiel sehr gerne asiatisch. Dann gibt es morgens eine Suppe mit frischem Ingwer, viel Gemüse, etwas Biohühnchen und Reisnudeln. Egal, ob nun eine asiatische Suppe zum Frühstück dein Ding ist oder nicht – sei kreativ und offen für Neues! Und finde deinen persönlichen Ernährungsweg.

Einfacher durchhalten

Führe dir vor Augen, warum du das alles machst. Stell dir vor, welche Situation du ganz konkret erleben wirst, wenn es dir auch dank deiner Ernährungsumstellung besser geht. Solch eine Situation kann zum Beispiel sein: »Ich spiele voller Energie mit meinen Kindern im Garten« oder »Ich mache mit meiner Familie, mit meinem Freund oder meiner Freundin eine Wanderung und wir schauen uns zusammen den Sonnenuntergang an«. Verknüpfe deine Situationen mit Emotionen. Auf diese Weise wird es dir leichter fallen, die zunächst ungewohnte Ernährungsweise dauerhaft beizubehalten und nicht gleich bei der ersten Versuchung in alte Muster zurückzufallen.

WAS TRINKEN?

Nun haben wir ausführlich über die passende Ernährung für HPUler gesprochen. Doch wie sieht es eigentlich mit dem Trinken aus?

Die beste Flüssigkeitszufuhr für alle Menschen ist Wasser. Auch über ungesüßte Tees lässt sich ein Großteil des Flüssigkeitsbedarfs decken.

Auf Wasser aus Plastikflaschen solltest du allerdings verzichten. Sie verursachen nicht nur riesige Müllberge, sondern bergen auch die Gefahr, dass sich Stoffe aus dem Plastik im Wasser lösen. Diese sogenannten Weichmacher trinkst du dann mit. Sie belasten zum einen dein Entgiftungssystem und können zum anderen wie Hormone im Körper wirken. Alternativen sind Flaschen aus Glas oder Edelstahl.

Wie sieht es mit Leitungswasser aus? Obwohl Trinkwasser in Deutschland immer wieder als »das am besten untersuchte Lebensmittel« angepriesen wird, es ist mit zahlreichen fremd- und Giftstoffen belastet, wie ein Auszug eines Artikels im *Ärzteblatt* zeigt.

»Ob bei Prellungen oder Rheuma: Diclofenac wird als entzündungshemmendes und schmerzstillendes Medikament in Deutschland jährlich etwa 14 Millionen Mal verordnet, mehr als 90 t des nichtsteroidalen Antirheumatikums (NSAR) werden vermarktet. Doch das beliebte Arzneimittel ist ein ›Umweltsünder‹, denn rund 60 % des Wirkstoffs gelangen durch natürliche Ausscheidungen ins Abwasser. Trotz moderner Klärtechnik ist es bis dato nicht möglich, diese Rückstände aus dem Wasser zu entfernen. Infolge der Alterung der Gesellschaft mit einem erhöhten Medikamentenverbrauch wird die Verunreinigung der Gewässer noch weiter zunehmen. Breit einsetzbare Lösungen zu ihrer Beseitigung gibt es bislang aber [in den Klärwerken] nicht.«

Auch Hormone und andere Medikamentenrückstände sowie Pflanzenschutzmittel und Unkrautvernichter (Glyphosat) fluten immer mehr unser Trinkwasser. Filter auf Aktivkohlebasis können all diese Rückstände aus dem Wasser herausfiltern. Wir raten allen HPUlern dringend dazu, ihr Trinkwasser zu filtern.

Wichtig bei der Auswahl des Trinkwasserfilters ist, dass die Filterleistung von einer seriösen Quelle (zum Beispiel einer Universität oder einem zertifizierten Labor) bestätigt wurde, denn der Markt ist unübersichtlich und versprechen kann man viel.

Auf Süßgetränke aller Art (Softdrinks, Saftschorle) sollten HPUler verzichten, da diese schnell verwertbare Kohlenhydrate in großen Mengen beinhalten, die den Blutzuckerspiegel schnell ansteigen und wieder abfallen lassen. Die großen Fructosemengen, die dabei auf einmal in den Körper gelangen, können die Leber überlasten. Süßgetränke mit Süßstoffen können die Darmflora nachhaltig schädigen.

THERAPIESÄULE 5: BEWEGUNG TROTZ ERSCHÖPFUNG SOWIE ENTSPANNUNG

Oft befinden sich HPUler in einem Teufelskreis: Wer ständig müde und antriebslos ist, dem fehlen Energie und Leistungskraft für Bewegung. Dabei wäre genau die hilfreich, um wieder zu mehr Energie zu kommen – allerdings zu Beginn der Therapie nur wohldosiert.

WARUM IST BEWEGUNG SO WICHTIG?

Regelmäßige Bewegung erhöht die Anzahl und Aktivität körpereigener Abwehrzellen. Sie regt Kreislauf, Durchblutung und Stoffwechsel an, wodurch die Versorgung der Organe mit Sauerstoff und weiteren Nährstoffen verbessert wird. Durch körperliche Aktivität wird die Produktion von Neurotransmittern wie Serotonin und Dopamin angekurbelt und die Laune verbessert, denn Neurotransmitter sind für ihre stimmungsaufhellende und ermüdungshemmende Wirkung bekannt. Daher hat Bewegung auch einen immens positiven Effekt auf unsere Psyche.

DAS RICHTIGE MASS FINDEN

Sport ist zwar ideal, um Stress abzubauen und dem Körper zu mehr Entspannung zu verhelfen, zu viel intensiver Sport und übermäßiges Training können aber auch Stressreaktionen im Körper erzeugen. Diese können wiederum enorme Auswirkungen auf den Stoffwechsel haben.

Wer sich ohnehin schon übermäßig erschöpft und schlapp fühlt, sollte keinen (Hochleistungs-)Sport machen. Trotzdem sollten HPUler nicht jeden Abend auf der Couch verbringen. Wichtig ist es, sich regelmäßig zu bewegen. Wer auch nur geringfügig körperlich aktiv ist, erhält auf Dauer die Leistungsfähigkeit seiner Organe und Muskeln.

Eine tolle Möglichkeit, sich trotz Erschöpfung zu bewegen, sind regelmäßige Spaziergänge – am besten in der Natur mit wenig Autoverkehr. Wichtig dabei ist nicht die Länge des Spaziergangs (passe diese gern an dein aktuelles Befinden an), sondern die Regelmäßigkeit.

Eigentlich ist ein Hund der optimale Begleiter für einen HPUler, denn der muss regelmäßig raus. Wer sich keinen Hund anschaffen kann oder möchte, kann sich zum regelmäßigen Spaziergang auch mit Zweibeinern verabreden.

Wichtig ist, dass du etwas findet, das du gerne tust. Wenn dir Spaziergänge zu langweilig sind, vertreibe dir die Zeit während des Gehens mit einem Hörbuch oder einem Podcast. Dreh eine Runde auf Inlineskates, einem Roller, dem Fahrrad, was immer du möchtest.

Achtung: Wenn du dich am nächsten Tag nicht besser, sondern noch abgeschlagener fühlst, hast du es mit der Bewegung wahrscheinlich etwas übertrieben. Verkürze dann die Länge der Bewegungseinheit oder wechsele die Art der Bewegung. Wer sich zum Sport zwingt und sich später tagelang total erledigt fühlt, schadet sich mehr, als dass er sich etwas Gutes tut. Finde das Maß, das dir im Moment guttut. Was andere leisten können, ist dabei völlig egal!

ENTSPANNUNG – EIN VÖLLIG UNTERSCHÄTZTES MUSS FÜR HPULER

Stress hat heutzutage jeder – es ist schon beinahe zu einem Modewort geworden. Wir haben alle unsere individuellen Stressauslöser, die sich nicht immer vermeiden lassen. Für den schnell erschöpfbaren HPUler ist ein gutes Stressmanagement, also der Umgang mit unausweichlichem Stress, aber besonders wichtig.

WAS GENAU PASSIERT, WENN WIR UNS GESTRESST FÜHLEN?

Bei Stress bilden die Nebennieren die Stresshormone Adrenalin und Noradrenalin. In großen Mengen ausgeschüttet, bereiten sie den Körper auf »Flucht oder Kampf«

vor. Hier wird sehr gern das Bild unseres Vorfahren herangezogen, der urplötzlich einem hungrigen Säbelzahltiger gegenübersteht. Das ist Stress pur! In dieser Situation muss der Körper all seine Kräfte mobilisieren, um zu überleben. Wir haben heute natürlich kein Problem mehr mit plötzlich auftauchenden Säbelzahntigern, biochemisch sind wir aber noch dafür gewappnet. Adrenalin und Noradrenalin verhelfen uns kurzfristig zu körperlichen Höchstleistungen. Währenddessen fährt der Körper alle Funktionen, die Energie verbrauchen, aber im Moment nicht lebensnotwendig sind, auf ein Minimum herunter. Dazu gehören zum Beispiel:

- die Bildung von Sexualhormonen
- die Verdauung
- die Schilddrüsenfunktionen und andere mehr

Das Problem: Adrenalin und Noradrenalin sind relativ schnell verbraucht. Dann kommt Cortisol ins Spiel. Auch Cortisol gilt als Stresshormon und wird ebenfalls in der Nebenniere freigesetzt. Kurzfristig macht es uns unter akuter Belastung »kampfbereit«.

DAUERSTRESS ZWINGT DIE NEUROTRANSMITTER IN DIE KNIE – MIT FATALEN FOLGEN

Adrenalin, Noradrenalin und Cortisol sind also die »Gaspedale« unseres Körpers. Doch jeder Autobesitzer weiß: Vollgasfahren verbraucht sehr viel Kraftstoff. Und genau aus diesem Grund kann auch unser Körper nicht lange Vollgas fahren. Ist der Säbelzahntiger nun verschwunden, kommen die Bremser ins Spiel, die die normalen Körperfunktionen wieder herstellen. Die Bremser des akuten Stressgeschehens sind die Botenstoffe Gamma-Aminobuttersäure (GABA), Serotonin und Glycin. Begegnen wir symbolisch gesprochen hin und wieder einem Säbelzahntiger, ist das biochemisch betrachtet kein Problem. Wir kommen kurz in höchste Alarmbereitschaft, überleben und entspannen uns danach wieder.

Durchleben wir aber sehr viele Stresssituationen am Tag, kommt das System aus dem Gleichgewicht. In der Folge ist der Cortisolspiegel erst zu hoch (in diesem Stadium bremst er die Schilddrüse) und erschöpft sich dann irgendwann. Dann fühlen wir uns ständig müde und ausgelaugt und kommen morgens nicht in die Gänge. Dauerhafter Stress verbraucht auch große Mengen der Bremser, vor allem des Botenstoffs Serotonin. Das senkt die Stimmung, mindert die Konzentrationsfähigkeit und lässt den Sympathikus dauerhaft aktiv sein. In diesem Zustand fühlen wir uns noch schneller gestresst und wenig belastbar, und die Negativspirale hat begonnen.

Da aus Serotonin auch das Schlafhormon Melatonin gebaut wird, sorgt ein Mangel an Serotonin für einen schlechten Schlaf. Auch das führt dazu, dass wir tagsüber wenig erholt sind und uns leichter gestresst fühlen. Im Normalfall bildet auch der Darm Serotonin. Doch wird auch dieses Serotonin abgezogen, um den Dauerstress abzubremsen, spüren wir das wir das in:

- vermehrten Verdauungsbeschwerden oder einem Reizdarmsymptom
- Fibromyalgie
- Angst
- Depressionen
- chronischer Erschöpfung
- Heißhungerattacken und Gewichtszunahme

Durchbricht der HPUler die Spirale aus Stress und seinen Folgen nicht, ermüdet sein gesamter Stoffwechsel immer mehr. Stressreduktion und Stressmanagement sind also essenzielle Bestandteile der HPU-Therapie und weitaus mehr als ein aktueller Trend.

STRESSAUSLÖSER IDENTIFIZIEREN UND ENTSCHÄRFEN

Jeder Mensch hat andere Stressauslöser. Den einen stresst eine volle U-Bahn, den anderen der Spagat zwischen Kindern und Beruf, die Schwiegermutter, der Chef, Schulden, eine unglückliche Beziehung – die Liste ist lang.

Mache zuerst eine Bestandsaufnahme deiner persönlichen Stressoren. Hast du alle Stressoren identifiziert, überlege (eventuell zusammen mit deinem Partner oder deiner Familie), wie du sie möglicherweise entschärfen kannst.

Bist du zum Beispiel eine berufstätige Mutter und hast das Gefühl, weder Arbeit noch Kindern wirklich gerecht zu werden? Zeit für dich bleibt so gut wie keine mehr? Besprich mit deinem Partner (deiner Familie), wie ihr diese Situation gemeinsam für dich entspannter gestalten könnt. Vielleicht möchtest du deine Arbeitszeit reduzieren? Oder dein Partner? Vielleicht könnt ihr euch für eine bestimmte Zeit Unterstützung bei der Kinderbetreuung holen?

DER WOCHENPLAN

Wenn du das Gefühl hast, dir läuft ständig die Zeit davon und du kommst zu nichts außerhalb deiner Verpflichtungen, kann der Wochenplan Wunder wirken. Nimm dazu einfach ein Blatt Papier und einen Stift und skizziere darauf deine Woche wie in einem Stundenplan für Schüler. Trage nun zweimal die Woche ja eine Stunde Zeit für dich ein. In dieser Zeit solltest du frei von Verpflichtungen sein und wirklich tun können, wonach dir der Sinn steht:

- ein HPU-Buch lesen
- Sport treiben oder spazieren gehen
- einfach nur in der Hängematte liegen und in den Himmel schauen

Wir haben die Erfahrung gemacht: Mit fix geplanten Zeiten für sich selbst gelingt das besser, als wenn man darauf wartet, bis sich dieser Freiraum von allein ergibt. Denn dann kommt einem immer die Spülmaschine zuvor, die noch schnell ausgeräumt werden sollte, oder der riesige Wäscheberg, der schon längst gewaschen gehört.

Wir können nicht alle Stressoren aus unserem Leben verbannen, sollten aber dafür sorgen, dass wir uns nicht dauerhaft oder immer wieder sehr gestresst fühlen. Falls das der Fall ist, ist es Zeit für eine Veränderung! Die erfordert teilweise Mut, lohnt sich aber immer.

Bist du beispielsweise dauerhaft von deinem Beruf gestresst, lohnt es sich sicher, dich nach Alternativen umzusehen. Habe auch den Mut, dich von

Menschen zu trennen, die dich dauerhaft in Stress versetzen. Ist das nicht möglich, weil diese Menschen zum Beispiel zur Familie gehören, finde einen Weg, wie du Distanz schaffen und deine persönlichen Grenzen klar aufzeigen kannst. Die HPU-Therapie ist eine wunderbare Reise zu dir selbst. Mit der Zeit wirst du ganz genau spüren, was dir guttut und was nicht, und dein Leben danach ausrichten.

STRESS KOMPENSIEREN

Stress treibt dich immer weiter in die Erschöpfung, das haben wir in diesem Kapitel ausführlich erklärt. Da wir in der heutigen Zeit nicht allen Stressoren aus dem Weg gehen können, ist es gerade für HPUler essenziell, sich Möglichkeiten anzueignen, Stress zu kompensieren beziehungsweise abzubauen. Auch hier gilt: Finde deinen persönlichen Weg, wie du Stress am besten abbauen kannst. Unsere Vorschläge sollen dich dabei unterstützen:

- Lies ein Buch oder höre Musik, anstatt fernzusehen oder auf dem Handy zu lesen, vor allem vor dem Schlafengehen.
- Gehe regelmäßig an der frischen Luft spazieren.
- Probiere Meditation oder Atemübungen aus, um deinen Geist zu entspannen (dafür gibt es bereits viele tolle Apps).
- Praktiziere Yoga, um dich herunterzufahren. Besonders eignet sich dafür das Yin Yoga. Auf YouTube gibt es zahlreiche kostenfreie Videoanleitungen dazu.
- Sprich mit Freunden, deiner Familie oder deinem Partner über belastende Situationen. Auch ein Tagebuch kann helfen, belastende Dinge des Tages loszuwerden.
- Übe dich in Visualisierung, Dankbarkeitsübungen und Affirmationen, die dich positiv aufladen.
- Lerne eine Entspannungsmethode, zum Beispiel die Progressive Muskelentspannung nach Jacobson. Auch hierfür gibt es einfache, geführte Anleitungen auf YouTube oder als Podcast.

UNSERE LIEBLINGSENTSPANNUNGSMETHODE

Unsere Lieblingsentspannungsmethode ist die Progressive Muskelentspannung nach Jacobson, weil sie sehr einfach zu erlernen und eigentlich überall anwendbar ist. Dabei werden nach und nach verschiedene Muskelgruppen an- und wieder entspannt. Idealerweise legt man sich dazu auf den Rücken, Beine leicht geöffnet, die Arme neben dem Körper.

Nun spannt man beispielsweise den Arm an, indem man den Unterarm hebt, eine Faust ballt und den Ellenbogen fest gegen die Unterlage drückt. Die Spannung wird etwa sieben bis zehn Sekunden gehalten. Danach fällt der Arm entspannt auf die Unterlage zurück. Nach der Anspannung spürt man deutlich, wie die Anspannung aus dem jeweiligen Körperteil fließt. Die Übung wird nach und nach mit verschiedenen Körperteilen wiederholt, bis sich der gesamte Körper entspannt hat.

Die progressive Muskelentspannung ist eine sehr effektive Entspannungsmethode, für die es zahlreiche Audioanleitungen im Internet gibt.

ZU GUTER LETZT

Du hast gesehen: Die HPU kann ziemlich viel Schaden in unserem Stoffwechsel anrichten, vor allem kann sie zu Müdigkeit und Erschöpfung führen. Aber sie ist auch eine wunderbare Stellschraube, um zahlreiche Beschwerden auf einmal zu bessern, ohne jedes Symptom einzeln behandeln zu müssen. Mit den fünf Therapiesäulen lässt sich die HPU wunderbar ausgleichen – es braucht nur etwas Geduld. Wenn deine Beschwerden schon einige Jahre bestehen, kann es erfahrungsgemäß bis zu sechs Monate dauern, bis du eine deutliche Verbesserung spürst. Meist, aber nicht immer, bessert sich zuerst das psychische Befinden des HPUlers, im Anschluss das körperliche.

Wir möchten dich zum Abschluss noch einmal daran erinnern, dass alle fünf Säulen der Therapie gleich wichtig sind. Um spürbare Erfolge zu erzielen, genügt es nicht, nur den Mikronährstoffausgleich zu machen. Beziehe unbedingt alle Säulen in deinen Genesungsweg mit ein.

ÜBER DIE AUTOREN

SONJA SCHMITZER

Nach einer Ausbildung im Bereich Lebensmitteldiagnostik absolvierte Sonja Schmitzer ein Studium der molekularen Biotechnologie. Gleichzeitig arbeitete sie als Werkstudentin bereits in der Forschung. Als sie nach einiger Zeit von Australien nach Berlin zurückkehrte, wurde ihr während ihrer Forschungsarbeit an der Charité klar: Wer sich ganz auf das konzentriert, was er am liebsten tut und am besten kann, findet Erfüllung in seinem Beruf. So tauschte sie die Pipette gegen den Laptop ein und studierte an der Freien Journalistenschule in Berlin. Seither unterstützt sie Unternehmen aus der Lifescience-Branche sowie Agenturen und Forschungsinstitute mit medizinischen und biowissenschaftlichen Themen bei ihrer internen und externen Kommunikation. 2019 hat sie das Informationsportal HPUandYou (www.hpuandyou.de) ins Leben gerufen. Sonja Schmitzer ist davon überzeugt: Leben heißt Veränderung! Sie liebt und lebt das Prinzip des lebenslangen Lernens und eignet sich seit Beginn ihrer Freiberuflichkeit stetig neues Wissen und neue Fähigkeiten an.

DR. MED. KARSTEN OSTERMANN

Als Facharzt für Allgemeinmedizin und Spezielle Schmerztherapie sowie Naturheilverfahren ist Dr. Karsten Ostermann täglich mit chronischen Krankheiten konfrontiert. Seine langjährige Erfahrung als Arzt und seine Überzeugung vom Nutzen eines ganzheitlichen Behandlungsansatzes ermöglichen ihm die Verknüpfung von Schulmedizin, Naturheilkunde und Komplementärmedizin zu einer integrativen Medizin. Er absolvierte ein Masterstudium für Komplementäre Medizin an der Europa-Universität Viadrina, eine Ausbildung in Biologischer Medizin an der Universität Mailand, eine fundierte Ausbildung in Traditioneller Chinesischer Medizin (TCM) in Peking sowie eine umfangreiche Ausbildung in orthomolekularer Medizin sowie Chelat-Therapie. Dementsprechend setzt Karsten Ostermann sein qualifiziertes Wissen über TCM, Akupunktur, biologische Schmerzmedizin, Naturheilverfahren und Mikronährstofftherapie gezielt ein, um für seine Patienten individuelle Behandlungsstrategien zu entwickeln.

VERWENDETE UND EMPFEHLENSWERTE LITERATUR

Arolt, Volker; Reimer, Christian; Dilling, Horst (2011): *Basiswissen Psychiatrie und Psychotherapie*. 7. Auflage, Springer

Baumeiser, Dr. Liutgard; Ritter, Dr. Tina (2015): *Stoffwechselstörung HPU*. 4. Auflage, VAK Verlag

Beyer, Nadia (2018): *Toxfrei - Selbsthilfe und Prävention mit Grips: ...denn Detox ist kein Mythos*. Books on Demand

Blaurock-Busch, Eleonore; Strey, Reinhard (2017): *Chronische Metallbelastungen: Toxikologie, Diagnose und Therapie*. Books on Demand

Böhm, Dr. Udo (2019): *Zellschutz – Entgiftung – Prävention: Die gesundheitliche Bedeutung von Glutathion*. 2. Auflage, UNI-MED Verlag

Burgstein, Uli P.; Schurgast, Hugo; Zimmermann, Michael B. (2018): *Handbuch Nährstoffe: Vorbeugen und heilen durch ausgewogene Ernährung: Alles über Vitamine, Mineralstoffe und Spurenelemente*. 13. Auflage, TRIAS

Erpenbach, Dr. med. Klaus; Schröder, Heike (2016): *Voll fertig! Bin ich nur müde oder schon krank?*. 2. Auflage, VAK Verlag

Gröber, Dr. Uwe (2018): *Mikronährstoff-Beratung: Ein Arbeitsbuch*. Wissenschaftliche Verlagsgesellschaft

Jennrich, Dr. Peter (2007): *Schwermetalle – Ursache für Zivilisationskrankheiten*. CO'MED Verlagsgesellschaft

Jennrich, Dr. Peter (2012): »*Das hat mir geholfen!*« – *Schwermetallentgiftung als Basistherapie bei chronischen Erkrankungen*. Aurum Verlag

Jennrich, Dr. Peter (2013): *Entgiften leicht gemacht*. Aurum Verlag

Kamsteeg, Dr. John (2005): *HPU und dann*. KEAC Parkstad bv

Kauffmann, Kyra (2018): *KPU/HPU häufige, aber verkannte Mitochondrienstörungen*. 3. Auflage, Dustri-Verlag

Koch, Dr. Simone (2020): *Autoimmunhilfe: Beschwerdefrei leben durch lektinarme Ernährung*. Südwest Verlag

Kuklinski, Dr. med. Bodo (2015): *Mitochondrien: Symptome, Diagnose und Therapie.* 3. Auflage, Aurum Verlag

Kuklinski, Dr. med. Bodo; Schemionek, Dr. Anja (2014): *Mitochondrientherapie – die Alternative: Schulmedizin? Heilung ausgeschlossen!* 7. Auflage, Aurum Verlag

Kurvin, Dr. Lars (2020): *HPU – Eine Stoffwechselstörung mit lebensverändernder Bedeutung.* JPAK Journal of Professional Applied Kinesiology 8 (1). S. 26–35Herold, Gerd (2020): *Innere Medizin 2021.* Hrsg.: Gerd Herold

Lynch, Dr. Ben (2018): *Schmutzige Gene: Ein revolutionärer Ansatz Krankheiten an der Wurzel zu behandeln und Ihre Gesundheit typgerecht zu optimieren.* 2. Auflage, Unimedica Verlag

Michalk, Christoph; Böhm, Philipp (2019): *Gesundheit optimieren – Leistungsfähigkeit steigern.* Springer Verlag

Mutter, Dr. Joachim (2009): *Gesund statt chronisch krank.* Fit fürs Leben Verlag

Mutter, Dr. Joachim (2012): *Lass dich nicht vergiften!.* 9. Auflage, Gräfe und Unzer

Mutter, Dr. Joachim (2018): *Amalgam – Risiko für die Menschheit: Quecksilbervergiftungen richtig ausleiten.* 3. Ausgabe, Fit fürs Leben Verlag

Runow, Klaus-Dietrich (2008): *Wenn Gifte auf die Nerven gehen: Wie wir Gehirn und Nerven durch Entgiftung schützen können.* 7. Auflage, Südwest Verlag

Runow, Klaus-Dietrich (2011): *Der Darm denkt mit: Wie Bakterien, Pilze und Allergien das Nervensystem beeinflussen.* 8. Auflage, Südwest Verlag

Schmiedel, Dr. Volker (2019): *Nährstofftherapie: Orthomolekulare Medizin in Prävention, Diagnostik und Therapie.* 4. Auflage, Thieme Verlag

Shanahan, Catherine (2018): *Zellnahrung: Warum unsere Gene natürliche Lebensmittel brauchen.* riva Verlag

VanDerSchaar, Dr. Peter J. (2011): *Textbook of Clinical Metal Toxicology.* International Board for Clinical Metal Toxicology

Walsh, William (2016): *Psychische Erkrankungen anders behandeln: Gezielte Therapie mit Mikronährstoffen.* VAK Verlag

WEITERE EMPFEHLUNGEN DER AUTOREN

INFORMATIVE WEBSITES

Um anderen Betroffenen zu helfen, hat Sonja Schmitzer im Jahr 2019 das Informationsportal *HPUandYou* (**hpuandyou.de**) ins Leben gerufen. Wenn jemand unsicher ist, ob eine HPU vorliegen könnte, kann der Fragebogen auf **https://hpuandyou.de/hpu-fragebogen/** helfen. Alle im Fragebogen aufgeführten Symptome kommen häufig bei HPU vor. Wenn mehr als die Hälfte der Fragen mit »Ja« beantwortet werden, kann es sinnvoll sein, einen HPU-Test über den Urin durchführen zu lassen.

Hier sind die einzelnen SNPs und ihre möglichen Auswirkungen auf den Stoffwechsel gelistet: **snpedia.com**

EMPFEHLENSWERTE THERAPEUTEN

Wenn du mit einem Therapeuten zusammenarbeiten möchtest, findest du hier eine Übersicht: **hpuandyou.de**

Wenn du dich mit anderen HPUlern austauschen möchtest, bietet die Facebookgruppe von *HPUandYou* unter dazu Gelegenheit: **facebook.com/groups/hpuandyou**

METALLAUSLEITUNG

Ärztegesellschaft für Klinische Metalltoxikologie: **metallausleitung.de**

Deutsche Akademie für Chelat-Therapie e.V.: **chelat.biz**

HISTAMININTOLERANZ

Bei der Schweizerischen Interessensgemeinschaft für Histaminintoleranz (SIGHI) sind detaillierte Informationen zur Ernährung und medikamentösen Therapie der Histaminintoleranz zusammengestellt: histaminintoleranz.ch

SCHADSTOFFE IN DER NAHRUNG

Mit Apps wie *ToxFox* oder *Codecheck* kann man sich direkt beim Einkaufen über das Scannen des Barcodes mit dem Smartphone einen Überblick über potenziell schädliche Inhaltsstoffe des Produkts verschaffen.

Mit den Suchbegriffen »Dirty Dozen Deutschland« (beziehungsweise dem Namen des Landes, in dem du lebst) sind die am häufigsten belasteten Lebensmittel zu finden.

Auf der Webseite der Environmental Working Group ist nachzulesen, welche Gemüse aus nicht biologischem Anbau aktuell weniger belastet sind: ewg.org

Informationen zu Schadstoffen in Nahrungsergänzungsmitteln liefern gemeinnützige Vereine wie Foodwatch e. V. oder auch das Bundesamt für Verbraucherschutz und Lebensmittelsicherheit.

SACHREGISTER

E

F

G

H